吴 鸿 编著

女人健康幸福

百科

U0353792

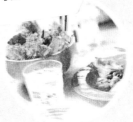
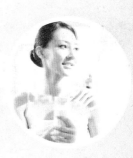
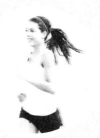
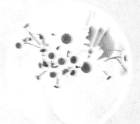

陕西出版传媒集团
陕西科学技术出版社

图书在版编目（CIP）数据

女人健康幸福百科/吴鸿编著. —西安：陕西科学
技术出版社，2013.11
ISBN 978－7－5369－5993－4

Ⅰ．①女…　Ⅱ．①吴…　Ⅲ．①女性—保健—基本
知识　Ⅳ.①R173

中国版本图书馆 CIP 数据核字（2013）第 267805 号

女人健康幸福百科

出 版 者	陕西出版传媒集团　陕西科学技术出版社
	西安北大街 131 号　邮编　710003
	电话（029）87211894　传真（029）87218236
	http：//www.snstp.com
发 行 者	陕西出版传媒集团　陕西科学技术出版社
	电话（029）87212206　87260001
印　　刷	北京建泰印刷有限公司
规　　格	710×1000 毫米　　16 开本
印　　张	14
字　　数	210 千字
版　　次	2014 年 3 月第 1 版
	2014 年 3 月第 1 次印刷
书　　号	ISBN 978－7－5369－5993－4
定　　价	19.80 元

我们说鸟儿比森林更美妙，因为鸟儿能将森林之美集于自己悠扬婉转的歌声中；我们说儿童比太阳更灿烂，因为儿童能将太阳的绚丽光芒绽放在自己的脸庞上；我们说健康幸福的女人比花朵更娇艳，她们能将花朵的缤纷多姿展现在自己的生活中。

没错，一个美丽健康的女人，脸上常带着幸福的笑容。在日常生活中我们经常会碰到这样一种女人，她们并不漂亮，但看上去却很舒服。有着为人母的慈爱、为人妻的贤淑，一举一动透出涵养、知性与贤达。这样的女人，其实已符合了做健康美丽女人的基本标准。

没有健康的美丽是无法持久的，更是无法收获幸福的，而毫无内涵的美丽更是空洞、苍白的，其幸福来得并不长久。只有当内在美与外在美相结合，才是真正健康、幸福的女人。都说天下没有丑女人，只有懒女人；没有不幸福的女人，只有不懂得把握幸福的女人。做美丽女人，随健康同行，享幸福人生。

基于此，我们编写了这本《女人健康幸福百科》，意在告诉女人，一个真正幸福的女人，拥有的不仅是健康的身体，还包括健全的心态。本书通过对女人的饮食、运动、修身养心、日常调养、美容着装、婚姻生活、赶走疾病、孕期护理等方面进行了经典的诠释。总结出了一些关于女人如何获得幸福和健康的方法。

《女人健康幸福百科》意在引导女人，做一个健康的女人，拥有一个幸福人生，珍惜并享受之中那一份淡然的轻盈，从容地越过层层的荆棘，每一个

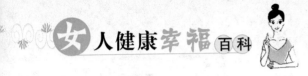

女人都能成为健康的幸福女人。当然这是个漫长的修炼与积累过程，只要不断地学习和补充，灵活、明智地运用一些行为准则和做事指导，相信每一个女人都会成为一道靓丽的风景，幸福地行走在蜿蜒曲折的生命里，开启一个崭新的人生。

女人们，无论你是如月亮般婉转，还是如泉水般清澈，最重要的是，你要学会经营自己的幸福人生。我们希望每个女性都能身心放松，让自己充满信心，从细节开始做起，一点一滴收集幸福，在人生的道路中与幸福相遇。现在，就让我们怀着对幸福的希望翻开本书，踏上寻找幸福的健康之旅吧！

编　者

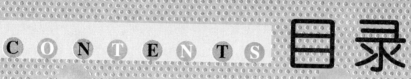

C O N T E N T S 目 录

Part 1 合理饮食
——关注健康从饮食开始

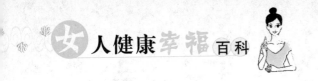

女人健康幸福百科

Part 2 快乐运动
——女人经常运动好处多

Part 3　养心修性
——学会情绪平衡的方法

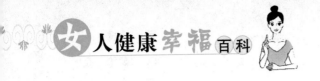

女人健康幸福百科

Part 4 关爱自己
——特殊时期的特殊保护

Part 5 赶走疾病

——扫清体内的疾病木马

Part 6 日常调养
——健康离不开生活细节

Part 7 美容着装
——魅力女人的自我修炼

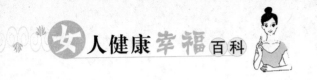

Part 8 和谐婚恋
——幸福需要用心经营

Part 9 甜蜜性爱
——活学活用性生活技巧

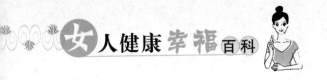

Part 10 孕期护理
——孕育出最健康的宝宝

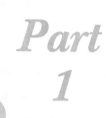

Part 1

合理饮食

——关注健康从饮食开始

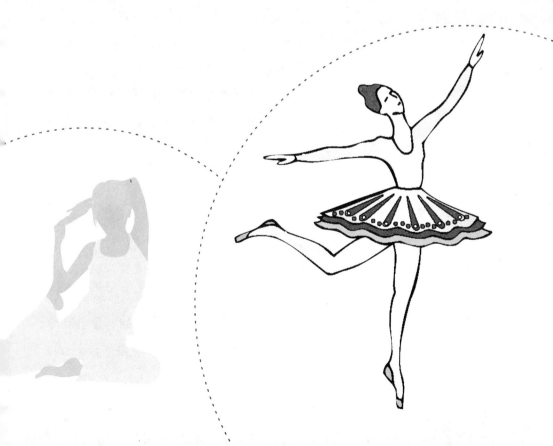

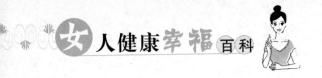
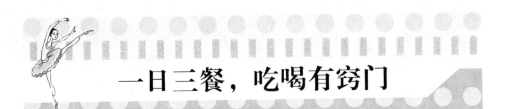

一日三餐，吃喝有窍门

对于美食的选料既要符合营养保健的基本要求，又要注重食物的自然风味，同时还要确保食品的卫生与安全。因而在选用各种食品原料时，应考虑以下一些基本要求：

◉ 主食类

在选择主食类食品时，首先要考虑的应当是绿色食品、有机食品或是无公害食品，然后根据当地货源情况考虑品种与口味。如现在市场上大米品种相当多，应该选择绿色、优质、糯香、新上市的大米。在选择主食时还应考虑适当搭配杂粮、薯类、豆类等的比重。

◉ 畜肉类

在选择畜肉类食品时，要注意肉类的新鲜程度和肉的类型。肉的类型即为来自动物的哪一部位。明确肉的类型，以选择最适合的烹调方法。在选择各种肉类时，还应注意观察是否具有检验合格标志，以防买到病畜肉、"注水肉"或可能存在激素污染的畜肉，最好到肉类专卖店或是当地信誉度高的正规大型超市去购买"放心肉"。

◉ 禽蛋类

禽蛋类最好选择野外放养的，尽量不要选用规模圈养并喂食饲料的，因为放养的禽蛋类既营养又安全。例如，在自然环境下放养的鸡，不仅肉味鲜美，而且鸡蛋中脂肪、蛋白质、维生素、钙、铁等各种营养素的含量也要比人工养鸡场的高得多，因为这种鸡吃的全是自然环境中的昆虫和草。放养鸡的鸡肠、鸡肫、鸡肝等可以做出更美味的菜肴或鲜汤，而规模圈养鸡的鸡杂却不能做出如此鲜美的风味。

◉ 水产类

选择水产类食品最重要的标准是新鲜，不新鲜的水产食品不仅鲜味大减，还可能存在某些毒害物质。因此选择水产类食品一定要选新鲜的，如选择淡水产鱼类一定要选活的。另外，不要选择畸形的鱼，因为畸形的鱼很可能是由于生长环境被有毒物质严重污染，使动物细胞染色体畸变所致，因而不宜食用。

◉ 蔬菜类

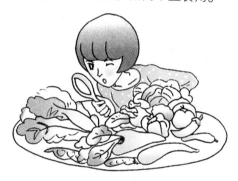

蔬菜应选择当季的，因为当季的蔬菜受阳光光合作用的面积较大，时间较长，因而其维生素、矿物质等营养素的含量要比反季节储存的蔬菜高得多。在选择蔬菜时还应注意蔬菜的色泽，是否为蔬菜应有的正常绿色。有的蔬菜颜色过分深绿，是由于使用化肥、农药过多引起的。因此，为了营养与安全起见，应到专卖店或正规大型超市购买无公害蔬菜。所谓无公害蔬菜，即没有农药残留或者所使用的是对人体无害的生物农药的蔬菜。

养生要舍得花时间吃饭

我们在提倡健康饮食文化时，总是习惯强调吃什么有营养或吃什么有害，而忽视了我们应该怎样吃饭。其实，进食速度也会对人的健康产生不可忽视

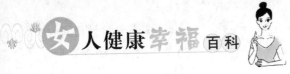
的影响。所以女性朋友如果想要追健康，吃饭时就一定要舍得花时间。

食物从人的口腔中咽下后，先经过消化道有规律地蠕动，与各种消化酶充分融合并经过其分解处理，发生一系列极其复杂的生物化学变化，产生人体新陈代谢所需的能量，保证人体的生长、发育、日常活动和生活的需要，再将无用的废物转化成粪便排泄出体外。所有这些，都是在你毫无感觉的情况下进行的。因此，在消化过程中唯一可以控制的就是"咀嚼"了。具体来说，"细嚼慢咽"有如下好处：

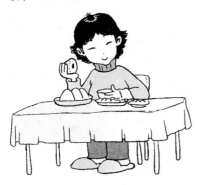

◎ 减轻胃肠负担

人的口腔是一个重要的消化器官，它就像一个搅拌机，通过牙齿的研磨和切割使食物与唾液充分结合。唾液有帮助和促进食物消化的功能，而且多次咀嚼能把食物磨得更碎，让胃可以在一个宽松的环境里边工作边享受，这样就有利于食物消化，减轻了胃的负担。如果吃饭快，就会使硬的、粗制的、有棱角的、过凉或过热的食物统统涌向食管，日久就会损伤食管，也会加重胃的负担，导致食管炎、胃病的发生。因此，细嚼慢咽对人的身体健康非常重要。

◎ 降低食物摄入量

人对饥与饱的反应，并非完全取决于胃本身的空虚和充盈，而是受下丘脑的控制。细嚼慢咽可以使因饥饿而调动起来的摄食中枢的兴奋性逐步降低，饱食中枢的兴奋性逐步升高，促使饱食的感觉及早到来，在不知不觉中减少你每餐的食量，从而达到防治肥胖的目的。

◎ 解毒、预防癌症

咀嚼时分泌的唾液能降低亚硝酸化合物对细胞的攻击，对化学合成剂、防腐剂等食品添加剂带来的危害也有明显的解除作用。唾液本身就是一种防癌良药，能中和、消除食物中的致癌物质，把食物中的致癌物质从有害转为无害。科学研究发现，每口饭咀嚼 30 次（约半分钟）以上，基本上就可以消除食物中的致癌物质。

◉ 延缓肌肤衰老

咀嚼动作可促进面部肌肉的活动，改善局部的血液循环，加速肌肉和皮肤的新陈代谢，从而延缓皮肤的老化、皱纹的生成和老年斑的增长。

五色食物，饮食健康之道

总是有不少人问：吃什么才健康？其实，饮食健康并不需要什么灵丹妙药，也不需要名贵食材，关键在于饮食平衡。日常饮食中不要过分偏嗜，应荤素搭配，忌燥热、寒凉食品。只要配合得好，红黄白绿黑五色食物就能为你铺健康饮食之道。

◉ 红色食物

红色食物包括番茄、桑葚、红酒、大枣、山楂、红苹果、草莓等，红色食物富含茄红素、胡萝卜素、铁和大量抗氧化剂，能够降低患癌症及一些慢性疾病的风险。

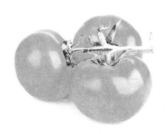

◉ 黄色食物

即指黄色的蔬菜瓜果、粮食等，如胡萝卜、柑橘、红薯、老玉米、南瓜等。黄色食物含维生素 A 较多，食用对人体很有好处。维生素 A 具有抗肿瘤、抗动脉硬化、保护视力的作用。常吃黄色食物还能够消除人体内的细菌毒素和其他有害物质，很好地保护胃肠黏膜，对于预防食管癌、胃癌、肠癌等疾患的发生也有一定的积极作用。

◉ 绿色食物

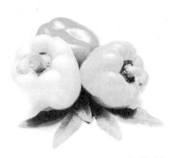

　　主要指绿叶蔬菜和瓜果，包括芹菜、青瓜、菠菜、青椒、空心菜、绿豆、绿茶等。茶是最健康的饮料，具有清洁口腔、营养血管、缓解情绪、延年益寿、减少肿瘤、防止动脉硬化发生之功效。绿茶更为健康，其所含的茶多酚还是抗癌高手。茶不但有营养保健功效，还有平衡心理的作用，能调节人的情绪。绿色蔬菜的颜色有深有浅，颜色越深的，所含的人体需要的各种维生素和营养成分就越多。绿色食物都含有大量的纤维素，能清理肠胃、防止便秘，减少直肠癌的发病率。另外，经常吃绿色蔬菜还能帮我们的身体保持酸碱平衡，更大程度上避免癌症的发生。

◉ 白色食物

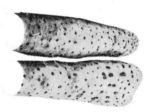

　　包括燕麦粉或燕麦片、大米、海鲜、白薯、山药、白萝卜、银耳、白醋、鱼肉、鸡肉、百合、茭白等。美国的研究人员在 1963 年发现，燕麦是所有农作物中降低胆固醇效果最好的，除此之外，降低三酰甘油及血液黏稠度的保健功效。其含粗纤维比较多，含不饱和脂肪酸也多，有通便作用。中国心血管研究所研究发现，50 克燕麦可使胆固醇下降 39 毫克，使三酰甘油下降 76 毫克，降血脂作用非常好。患有糖尿病、体质弱、高血脂的女性均可常食燕麦。

◉ 黑色食物

　　指有保健功效的黑色食品，如乌鸡、甲鱼、墨鱼、黑木耳、香菇、黑米、黑豆、黑芝麻、紫菜等。现代医学认为，黑色食品不但营养丰富，而且多有补肾、防衰老、保健益寿、防病治病、乌发美容等独特功效。此外，黑色食物，还能抗血小板聚集，降低血液黏稠度。北京心肺研究中心研究发现，每日食用 5～10 克黑木耳，连续食用 50～100 天，血液黏稠度就会降下来。因此，常吃黑木耳可以减少脑血栓和心肌梗死的发生。

学会合理搭配粗细粮

杂粮在我国品种甚多，人们习惯称之为粗粮。日常饮食中应合理搭配粗细粮。常食的粗粮有玉米、高粱米、小米、莜麦、荞麦、糜子、薏仁和豆类。

现在市场上出售的方便食品中，有不少是粗粮食品，如速溶豆粉、速溶燕麦片、玉米粥、八宝粥等。粗粮与细粮相比，营养更为丰富，其中豆类、莜麦面、糜子面所含蛋白质比富强粉、精白粉、精米要高 2～4 倍；豆类、莜麦面、玉米面、小米所含膳食纤维要比富强粉、精米高 4～10 倍；粗食尤其富含 B 族维生素，大多数杂粮中的含量均比精米精面高出 10～20 倍左右。所以经常吃些粗粮，不仅能调剂口味，提高食欲，而且可以避免因长期单纯吃细粮造成营养缺乏所引起的疾病，如便秘、口腔溃疡、唇炎、舌炎、结膜炎、皮炎、阴囊炎等。

粗细粮合理搭配，可增添食品风味，增加维生素和微量元素，提高食物蛋白质生理价值，因为有些粗粮中蛋白质的生理价值比细粮高，所以粗细粮搭配可以使氨基酸互补，提高蛋白质的营养价值。

我国传统饮食中有爱吃杂合面的习惯，如玉米面、小米面混合；豆粮混合，大米、小米、绿豆粥、豆馅包子、红豆粥等，这些都是粗细搭配的最好办法。

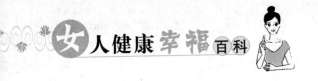

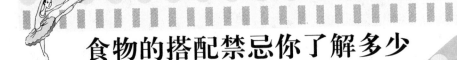

食物的搭配禁忌你了解多少

我国人民长期的生活实践经验和现代科学研究证明，许多食物如果搭配不当或同时进食，有的会降低营养价值，有的会影响食物中营养素的消化吸收，有的会产生对人体健康不利的因素，甚至会引起各种疾病或中毒。常见的食物搭配禁忌有：

◎ **肉类**

猪肉忌与菱角、绿豆搭配或同食；牛肉忌与栗子搭配或同食；羊肉忌与西瓜搭配或同食；鸡肉忌与芹菜搭配或同食；鹅肉忌与鸡蛋搭配或同食。

◎ **鱼类**

甲鱼忌与苋菜搭配或同食；鲤鱼忌与甘草同食。

◎ **蛋类**

鸡蛋忌搭配糖精；炒蛋忌放味精；煮蛋不宜放茶叶；豆浆不宜冲鸡蛋；松花蛋忌搭配红糖。

◎ **蔬菜类**

洋葱忌与蜂蜜同食；豆腐忌与蜂蜜同食；萝卜忌与黑木耳同食；花生忌与黄瓜同食；黄瓜不宜与西红柿搭配或同食；红萝卜忌与白萝卜搭配或混食；菠菜忌与豆腐搭配。

◎ **水果类**

海味不宜与水果同食；红薯不宜与含鞣酸的水果同食；白酒忌与柿子同

食；马铃薯忌与香蕉同食；香蕉忌与芋头同食；橘子忌与萝卜同食；橘子忌与牛奶同食。

◉ 酒类

酒不宜与咖啡同饮；啤酒与白酒不宜同饮；啤酒忌与汽水同饮；酒不宜与胡萝卜同食；酒后忌大量饮浓茶。

现在你知道了，很多食物都会相克，有害于我们的健康，看来东西也是不能随便乱吃的。

这样吃水果最有营养

水果虽然是对女人美容有极佳效果的食品，但食用不当也会造成某些损害。例如，空腹多吃柿子，人常常会出现腹部不适之感；病后的体弱者、产后的女性以及外感风寒的患者等，都不宜食用味甘性寒的柿子。

在暮春初夏，女人不仅爱吃红杏，有的还特别喜食具有特殊香气的杏仁。杏仁中含有苦杏仁苷，水解后易生成毒性很强的氢氰酸、苯甲醛等，吃多了常常造成急性中毒。所谓"桃饱人杏伤人，梅子树下酸死人"，就是指桃和杏吃多了有碍人体健康，梅子多食会损坏牙齿。

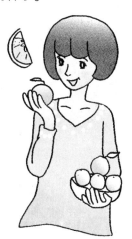

吃水果时，除了要避免水果本身对人体的损害之外，还要注意洗净水果表面的病菌和污物，防止果实中的农药残留毒害。有些水果如柑橘、香蕉等，剥去果皮后就可食用。枣子、樱桃、葡萄、山楂等小型水果，最

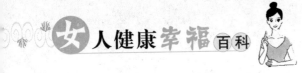
好先用清水洗净果面的污物，再用0.1%~0.2%的高锰酸钾水浸洗1次，对果肉的病原微生物消毒后再食用。

吃苹果、梨等大型水果时，最好是先用水洗干净，再削去果皮后食用。特别在当前以化学农药为防治果树害虫的主要手段的情况下，果皮中常常积累较多的农药残留毒物。据测定，农药在苹果的果实内的残留物，有99.54%~99.72%集中在果皮里。

在一些地区，苹果的果皮中，农药的残留含量比国家规定的允许含量高9.7~9.9倍。而苹果果肉中农药的残留含量，比国家规定的允许含量低94.47%~96.90%。因此，虽然果皮（尤其是苹果皮）营养丰富，但目前削皮吃苹果、吃梨，实为"除弊取利"的必要手段。

荞麦虽小，解毒功效大

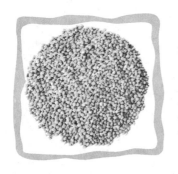

荞麦又称三角麦、乌麦、花荞，主要营养成分为蛋白质、淀粉、膳食纤维、B族维生素、维生素C、镁等，健脾益气、开胃宽肠、消食化滞。荞麦中含有烟酸和芦丁（芸香苷），芦丁有降低人体血脂和胆固醇、软化血管、保护视力的作用；烟酸能促进机体的新陈代谢，增强解毒能力，还具有降低血液胆固醇的作用；而荞麦中丰富的镁，能促进人体纤维蛋白溶解，使血管扩张，抑制凝血酶的生成，具有抗栓塞的作用，也有利于降低血清胆固醇；荞麦中的维生素P和芸香苷可以强化人体微血管，有利于女性防治高血压和动脉硬化。

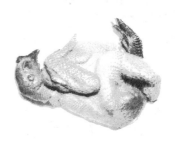

肪、胆固醇、氨基酸、维生素 E、铁、钙、磷、钾等，滋阴清热、健脾止泻、补肝益肾。乌鸡含铁量比普通鸡高一些，可以补血补铁，能促进儿童发育，同时也能治疗虚劳所致的月经不调、腰膝酸软等病症，对女性白带症、不育症、产后虚损均有很好的效果。乌鸡可以健脾胃、补肝肾，有防治骨质疏松、延缓衰老的作用。

吃法科学，鲤鱼好处数不尽

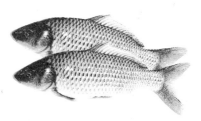

鲤鱼又称鲤子、龙门鱼、鲤拐子，主要营养成分为蛋白质、脂肪、叶酸、维生素 A、维生素 E、钙、磷、钾等，具有健脾开胃、消水肿、利小便、通乳的作用。鲤鱼是孕妇的高级保健食品，对孕妇胎动不安、妊娠水肿有很好的食疗作用；鲤鱼也有通乳的作用，对于产妇乳汁缺少有帮助。因此，孕产妇宜吃鲤鱼。鲤鱼有平肝补血的功效，可作为肝硬化、肝腹水的辅助治疗食品；鲤鱼的脂肪多为不饱和脂肪酸，能很好地降低胆固醇，防治动脉硬化、冠心病，多吃可以保持健康。

花椰菜送健康，多吃可防癌

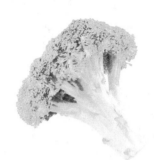

花椰菜包括菜花、西兰花，主要营养成分为维生素 A、B 族维生素、维生素 C、维生素 K、蛋白质、糖类、膳食纤维、钙、磷、铁、钾、锌、锰等，补肾填精、健脑壮骨、补脾和胃。花椰菜含有丰富的维生素 C，能加强血管壁弹性，增强肝脏的解毒能力，提高机体免疫力，还可防止感冒和坏血病的发生，同时也有助于消除疲劳；花椰菜中的萝卜子素，可激活分解致癌物质的酶，阻止癌前病变细胞形成，抑制癌细胞生长；花椰菜中的二硫酚硫酮，可以形成黑色素的酶，阻止皮肤色素斑的形成，有很好的美白效果。

黄瓜是个宝，减肥美容少不了

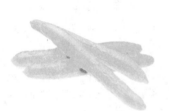

黄瓜又叫胡瓜、青瓜、刺瓜，主要营养成分为维生素 A、维生素 C、维生素 E、胡萝卜素、膳食纤维、钙、磷、镁等，清热利水、解毒消肿、生津止渴。黄瓜中含有的葫芦素 C 具有提高人体

免疫功能的作用，可抗肿瘤；黄瓜中所含的丙醇二酸，可抑制糖类转变为脂肪，此外，黄瓜中的膳食纤维对促进人体肠道内腐败物质的排出和降低胆固醇有一定作用，能强身健体；黄瓜含有维生素 B_1，对改善人脑和神经系统功能有利，能安神定志、保持良好的记忆力，辅助治疗失眠症；黄瓜汁可以用来清洁和保养皮肤，治疗皮肤色素沉着；黄瓜中的黄瓜酶，有很强的生物活性，能促进机体代谢，有润肤、祛皱、美容的效果。

菠菜利五脏，预防贫血效果好

菠菜又叫菠棱、红根菜、波斯草、鹦鹉菜，主要营养成分为维生素 C、蛋白质、铁、钙、磷等，补血止血、利五脏、通血脉、止渴润肠、滋阴平肝、助消化。菠菜中含有大量的膳食纤维，具有促进肠道蠕动的作用，且能促进胰腺分泌，帮助消化；菠菜中所含的胡萝卜素，能维护正常视力和上皮细胞的健康，增加预防传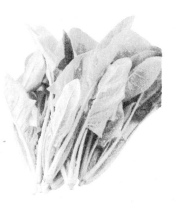染病的能力；菠菜中所含铁质，对缺铁性贫血有较好的辅助治疗作用；菠菜中所含微量元素物质，能促进人体新陈代谢，增进女性身体健康。

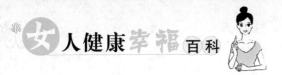
柠檬美白清肠胃，女性应常吃

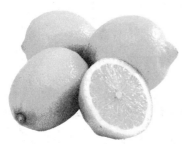

柠檬又叫柠果、洋柠檬、益母果，主要营养成分为糖类、B族维生素、维生素C、维生素P、烟酸、柠檬酸、苹果酸、钠、钾等，养颜护肤、提神明目。柠檬能促进皮肤的新陈代谢，防止和消除皮肤的沉淀；柠檬内含的柠檬酸，有助于减淡黑斑和雀斑，是美白肌肤的重要材料；柠檬汁有助于清理胃肠黏腻，使排便通畅，并可改善出汗过多、食欲不振与体力倦怠等症状；柠檬所含柠檬酸与钙离子结合，可缓解血液凝固，常喝柠檬汁可改善高血压，预防心肌梗死。

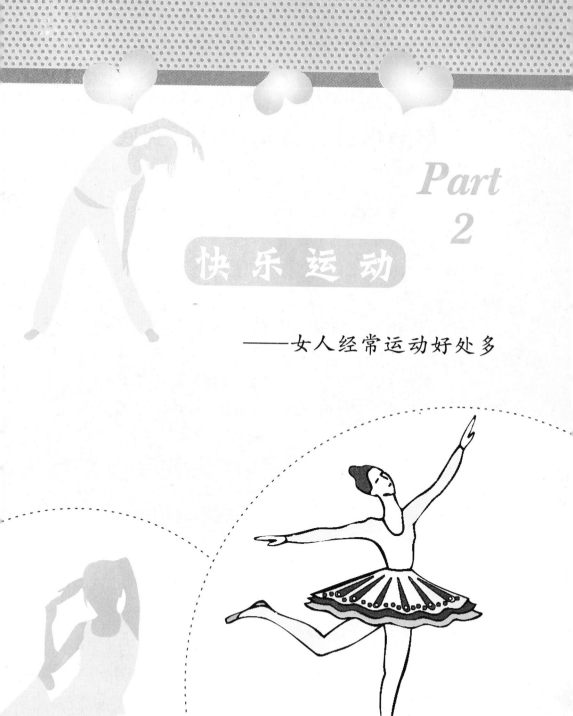

Part
2

快乐运动

——女人经常运动好处多

拒绝借口，将运动进行到底

许多人都有运动的经历，有的人能持之以恒，有的人则半途而废。那么，怎样才能拒绝自身的惰性，不再找不运动的借口？下面就介绍几种保持高度运动热情的方法。

◎ 制定目标

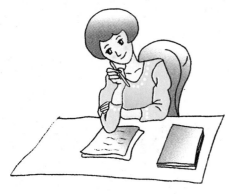

根据自身的身体状况设定运动项目和目标，例如，对于年轻女性，建议你每年尝试学习一项新的运动，这样不仅能够摆脱长期以来单调的运动方式，而且能学到新的东西，增强你的自信心，还能弥补原有运动的不足。体弱者，应该选择适当的项目，例如散步，以增强体质，达到少得病少用药的目的。

◎ 找伙伴

如果一个人运动感到孤独乏味，可以找两三个伙伴，这样比独自运动效果更好，参与的朋友越多，彼此间相互激励，坚持运动的热情就会越高。

◎ 向往成功时的喜悦

当你执行计划遇到困难要打退堂鼓时，可以想象一下运动目标达到时的成功喜悦，这样就会增强坚持下去的决心。

◎ 随季节调整运动项目

如果每天都吃同样的东西，你很快就会感到厌倦，运动也是如此。可以在坚持原有项目的同时，每隔一段时间就增加一种新的项目，随着季节的变换调整运动项目。

◎ 选择快乐的运动

根据自己的心态及爱好调整运动方式，如果你喜欢花草，那么可选择到花园散步；如果工作或生活遇到不顺心的事，那么就投入到你喜欢的运动中去，把烦恼抛在脑后，让运动给你带来快乐。

◎ 让运动成为一种习惯

只有将运动变为一种生活习惯，就跟吃饭一样，才会坚持下去。

◎ 及时调整运动强度

根据身体的情况及时调整运动强度，让自己感觉更好，这对坚持运动非常有效。

总之，要想达到增进健康的目的，就要将运动持之以恒地进行到底。

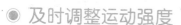

科学安排运动，效果事半功倍

生命在于运动，现在运动的人越来越多了，然而常常有人运动后出现效果不明显或身体不适等状况，其实这是由于运动的方式方法不够科学造成的。

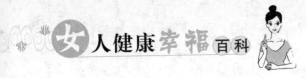
运动也要讲究科学。正确而科学地运动，才能收到好的运动效果，达到强健身体、增强体质的目的。怎样运动才算科学呢？下面就介绍一些有关运动的科学知识，以使我们运动得更加有效、身体更加健康。

◎ 做好事先准备活动和事后整理活动

运动前一定要先做好充分的准备活动，再进行较剧烈的运动，给身体一个适应的过程，避免肌肉拉伤等。运动结束后的整理活动则有助于消除疲劳。

◎ 选择适合自己的运动方式

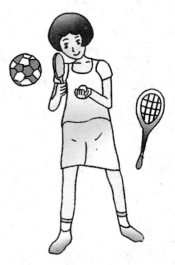

任何一种运动方法都有一定的适用范围，每个人的身体情况、体力、年龄等各不相同，适合的运动也不同，不能盲目地去做某种运动，应该根据自己的实际情况，选择适合自己的运动方式。比如年轻人体质较好，可适当选择运动量大的运动，而老年人体质相对差，可以做一些运动量小的运动，比如散步或者打太极拳。

◎ 尽量做多种运动

不同的运动项目对身体机能的作用不同，选择多样化的运动项目能够使身体机能得到全面提高。如果条件有限制，不能选择比较多的运动项目，可以选择一种能够锻炼较多部位或器官的运动方式。

◎ 运动时间的正确选择

每天下午 4~5 时是运动的最佳时间，其次为晚饭后 2~3 个小时。下午机体对运动的反应最好、吸氧量最大，故运动效果也较明显。人们通常认为，早上才是最佳的运动健身时间，然而研究表明，早上血液更易凝固，易于造成血管栓塞，而下午这种危险性则下降很多。因为在一天之内机体内血小板的含量有一定的变化规律，早晨要比下午高 20% 左右，并且清晨时空气氧含量少，二氧化碳含量过高，对人体健康不利。此外，早晨空腹运动，还有发生低血糖的可能，所以中老年人最好不要在清晨做大量运动，尤其是患有心脑血管疾病的人。

◎ 持之以恒，反复进行

运动要经常做，效果才能持久、明显。美国著名运动医学专家库珀博士指出："如果你不能坚持有规律的运动，那你倒不如不运动。"三天打鱼，两天晒网，偶尔的几次运动对增强体质和提高器官机能来说效果甚微。只有反复地经常进行运动，才能使运动效果逐步巩固，使机体功能逐步改善，从而达到增强体质的目的。如果工作繁忙，可以化整为零。因气候条件不能在户外运动时，可改在室内进行。

◎ 注意安全

做任何形式的运动都必须注意安全，不能违背规律，否则可能会对身体造成某些不必要的伤害。喜欢倒走锻炼的人，应选择安全的地方进行倒走锻炼，如行人少的公园、广场等，以免自伤或撞到他人。有慢性疾病的老年人，更不可盲目增加运动强度，应注意控制运动量，否则很容易发生意外事故。

◎ 循序渐进地做运动

在运动过程中，对体育技能的学习和运动量的安排要由易到难、由简到繁、由小到大，不可急于求成。运动能使肌力和关节活动范围增加，改善心肺功能等，但是这是一个逐步适应、循序渐进的过程，千万不可以盲目地加大运动量。要做到时间、距离由少到多，运动重心由高到低，运动速度由慢到快，肌力训练负荷由轻到重，关节活动范围由小到大，等到身体渐渐适应后，再逐渐增大运动量。

年龄不同，运动种类有差异

年龄不同，人的精力和体力都会不一样，对运动的耐受力和反应也有差异。美国运动医学专家建议不同年龄的人选择不同的运动项目。

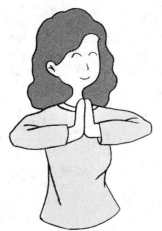

◉ 20 多岁

你的身体正处于旺盛期，选择一些有难度的运动，可以激发你的挑战性，而且运动中会消耗大量卡路里，增进精力、耐力和协调性。在心理上，运动能解除外在压力，让你心情愉快，比如可以选择跑步、球类、攀岩、跳跃等运动。这个时期几乎可以尝试任何运动。

◉ 30 多岁

你的身体机能开始减弱，应选择能增强肌肉弹性，特别是臀部与腿部肌肉弹性，能增强活力、耐力，能改善你的平衡感、协调能力和灵敏度的运动，如滑雪、瑜伽、健身球等。

◉ 40 多岁

运动能减轻更年期症状，改善性情，适合该年龄段的运动是散步、爬楼梯、瑜伽。有规律地爬上爬下是控制自己、让心情恢复稳定的好方法；打网球除了有社交作用外，还有利于抛开压力和杂念，训练自身的专心、判断力和时间感。

运动中的不良习惯，你有吗

很多人都能够按照既定计划到健身房去锻练身体，从不缺席，但是却并没有得到很好的效果。不过，这个问题其实不难解决：只要改掉不良的健身习惯，就能达到健身目的。常见的不良运动习惯有：

◉ 运动前喝糖类的运动饮料

运动饮料内含大量糖分（这意味着卡路里），因此应该在剧烈运动期间或者之后喝，以起到补充能量的效果。如果你只打算在跑步机上跑 20 分钟，那就根本不用喝任何运动饮料，只以水补充水分就够了。

◉ 在健身室里喋喋不休、聊天、煲电话粥

到健身室不是为了社交，因此，你应尽量把在健身室逗留的时间控制在 1~1.5 个小时之内，集中精神进行锻炼。逗留太久只是浪费时间，打手机则会分散你的注意力，影响锻炼效果。

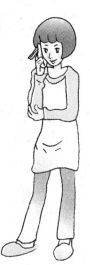

◉ 总是选择可以就座的健身器材

虽然坐下来会让你感觉舒服一些，但是站立的方式能够让全身更多的肌肉得到锻炼，还可以提高你的稳定力和平衡力，所以，应该注意交替，不要总是站着或者总是坐着。

◉ 总是避免肌肉酸痛

"没有痛苦就没有收获。"健身的关键就是要锻炼腿部、胸部和背部的完美线条。虽然锻炼会带来酸痛的感觉，但是那种感觉并非完全不可以忍受。

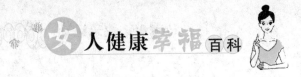
◎ 只选择让自己轻松愉快的健身方式

不要总是选择容易的健身方式。如果你想获得和保持健身的效果，就必须不断地挑战自己的身体——这可能意味着你得尝试一些自己讨厌的运动。调整重复的次数、重量和锻炼方式能够让你的身体产生适应性。

◎ 为了不受伤，运动时不调动全身的肌肉

人只有在运动方式不正确或者运动强度太大的时候才会受伤，调动全身的肌肉使之得到充分的锻炼，是健身的关键。

◎ 不太尽力，想留点力气给别的运动

不要试图把力气平均地分配给每项运动。关键是先锻炼大块儿的肌肉，燃烧脂肪，然后转为锻炼小块儿的肌肉。

◎ 一边运动，一边读书看报

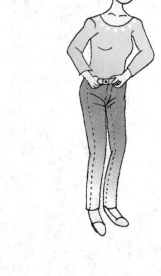

身体发热、体温上升才能燃烧脂肪。如果你没有流汗，这可能说明你还没有达到足以减轻体重的运动量。运动时分心只会阻碍你取得锻炼的效果。

◎ 因为吃多了才跑去健身

健身不代表你可以多吃。人们通过健身消耗卡路里来达到减肥目的。很多人每天必须额外消耗 500 卡路里，才能达到每周减重 1 磅的目标。

◎ 为了锻炼肌肉，只选择跑步

很多女性比男性更容易犯这个错误。锻炼肌肉能够促进新陈代谢，加速脂肪燃烧，并且令骨骼更强壮，但跑步并不是锻炼肌肉的唯一方式，因此除了跑步之外，还应该配合力量型的运动来锻炼肌肉。

避免盲目，运动不宜跟风

对女性而言，运动已经成为生活中不可或缺的一部分，但是运动虽好却非人人皆宜，不同女性有不同的运动禁忌，所以爱美的女性千万不能盲目跟风，而要寻找到适合自己的运动方式。

◎ 瑜伽

不适宜人群：高血压、脊椎有问题者。

瑜伽并非人人适合，患有高血压、脊椎病的女性学习瑜伽前宜先咨询医生的意见。在练习时也有不同的要求，如腰椎间盘突出者不能强力向前弯曲脊柱，高血压患者不能做倒立、头部向下的动作等。而高温瑜伽，更容易导致心跳加速，致使身体流失大量水分，心脏病、高血压患者、

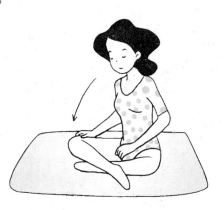

孕妇及小童皆不适宜。此外，女性练习瑜伽时要端正心态，不要急于求成，否则容易对身体造成伤害。

◎ 搏击操

不适宜人群：心脏病、高血压患者。

这种配合音乐节奏挥拳、踢腿的有氧运动，由于瞬间爆发力强、肢体伸展幅度大，运动量比传统的健美操更大，对于想减肥的年轻人而言，堪称效果十足的瘦身运动，不过患有心脏病、高血压的女性则应远离该项运动。女

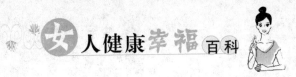

性若想尝试，一定要在手肘、膝盖、脚踝等关节处使用护套，保护肌腱及韧带，避免拉伤。另外，运动前应先做 10 分钟热身运动，让关节、肌肉放松后再开始挥拳。运动后若发现有肌肉酸痛的现象，最好立即冰敷。

◎ 跳绳

不适宜人群：慢性盆腔炎、慢性阑尾炎、高血压、腰肌劳损及膝、踝、髋关节炎、子宫、卵巢肿瘤患者。

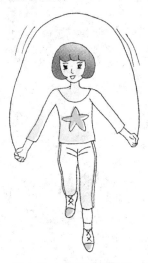

跳绳简单易学，省时价廉，几乎没人不会。从运动量来说，持续跳绳 10 分钟与慢跑 30 分钟或跳健身操 20 分钟相差无几，它能促进血液循环，保护心脏，提高肺活量，还可以预防糖尿病、关节炎、肥胖等多种疾病，对哺乳期和绝经期女性来说，跳绳还有放松情绪的积极作用。但是有学者提醒说，患有慢性盆腔炎、慢性阑尾炎、高血压、腰肌劳损等慢性病以及膝、踝、髋关节炎的女性朋友，要量力而行，不宜长时间连续跳绳，以免加重病情；患有子宫、卵巢肿瘤的女性也不适宜跳绳。

◎ 呼啦圈

不适宜人群：肾脏功能不全者、腰肌劳损者、骨质疏松患者。

不少呼啦圈爱好者认为，呼啦圈运动简便易行，不但健身，而且可以瘦身、减肥，很多人还认为越重的呼啦圈效果越好，但事实上较重的呼啦圈只在开始的一瞬间需要花费较大的力气，过后便成为一种惯性运动，并不会消耗多余的热量。相反，呼啦圈在甩动时会撞击腹部、背部内的脏器（如肾脏）以及盆腔周边的骨骼，越重的呼啦圈撞击的力量越大，容易造成腰肌劳损、腰椎小关节增生和腰椎间盘突出等，因此肾脏功能不全者、腰肌劳损者、骨质疏松患者要谨慎对待这项运动。健康人在转呼啦圈之前，也应当先做一些伸展运动，以避免扭伤。

● 游泳

不适宜人群：患有阴道炎、急性宫颈炎、急性盆腔炎、泌尿道感染等妇科炎症的患者。

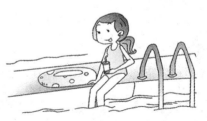

游泳是一项全身性的运动，能促使体形健美，深受女性喜爱。但女性特殊的生理特点决定了阴道特别容易受到感染，因此患有阴道炎、急性宫颈炎、急性盆腔炎、泌尿道感染等妇科炎症者千万不能游泳。特别提醒一句，如果女性的身体疑有早期妇科炎症，如分泌物增多、颜色和气味异常时也不能下水，正处于炎症治疗期间者同样不能游泳，否则很容易被水里的细菌感染，加重病情。

此外，由于游泳池均用氯进行消毒，人们在游泳时直接与氯接触，这些物质会从水中蒸发并直接被皮肤吸收，泡在水里的时间越长，就越可能罹患各种疾病，因此最佳游泳时间是 20~45 分钟。

根据病情掌握运动的宜忌

运动可以提高人体的抵抗力，促进患病者身体的康复，但患有不同疾病的人应选择不同的运动项目，下面谈谈几种常见疾病患者的运动宜忌。

● 哮喘

不宜做跑步、球类、骑自行车等运动，因为这些运动可诱发哮喘，最好选择游泳、棒球、滑雪等运动，尤其是游泳，因为游泳不会因气温升高而使呼吸道水分减少，同时又减轻了呼吸道的负担，所以有利于病情向好的方向转化。

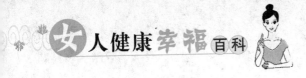

◎ 高血压

　　适于散步、骑自行车、游泳等运动，因为这些运动可使全身肌肉反复收缩，引起血管的舒张和收缩，促使血压下降。运动量以心脏负荷的50%左右为宜，即运动时脉搏应保持在110次/分左右。每天1次，每次30~60分钟。

◎ 心脏病

　　较大的运动量才能提高健康人的心脏功能，一般来说，运动时脉搏至少达到135次/分以上，并持续15分钟才有效。如果患有心脏病则应谨慎，应根据心功能受损程度来选择运动方式及运动量。一二级心功能不全的患者可从事散步、慢跑、打太极拳等运动，运动时脉搏应限定在104~120次/分；三四级心功能不全或心绞痛发作频繁的患者不宜进行体育活动，应以休息为主，可适当做一些太极拳等保护性的轻微运动，原则上以不增加心跳次数为度。

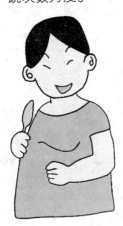

◎ 糖尿病

　　据临床报告，一些轻型糖尿病患者只需坚持体育锻炼并注意控制饮食便能很好地控制血糖水平。运动从轻微活动开始，逐渐提高运动强度，如散步、划船、跑步皆可。但注射胰岛素后、饭前或患有心绞痛时不宜运动，以防发生低血糖或加重并发症。

◎ 肥胖

　　散步、做健美操、室内器械健身、游泳、骑自行车等运动方式都有助于减肥。

◎ 尿失禁

　　10%的女性患有此种难言之症，合理的体育活动有助于康复。可选择强化骨盆肌肉的方法，如每次做骨盆收缩动作10秒钟，放松10秒钟，循环交替，每天坚持做50~100次。

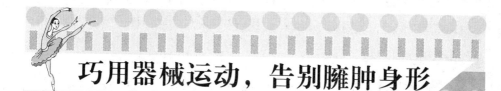

巧用器械运动，告别臃肿身形

很多女性身材臃肿，而正确的健身和锻炼，可以帮助我们塑造出更好的身材，不仅能美体修身，促进血液流通和新陈代谢，而且能减轻肌肉的疲劳与紧张，放松心情。总之，能给身体带来无穷的益处。下面就来学习一下有助于美体的简单而又有效的器械运动。

◎ 锻炼腿后肌群

把一条腿放在长凳上伸直，身体慢慢往下压，感觉到在拉伸腿后的肌肉。肌肉慢慢放松拉长，将腿最大幅度地下压，使其伸展，并做深呼吸，换腿重复以上练习。这一练习可以锻炼腿后肌群，但要注意不要拉伸到有疼痛感。

◎ 锻炼大腿前侧肌群

靠在墙壁上或找一个可以支撑的器械，从身后抬腿，并用一只手紧紧抓住你的脚，使腿抬高到臀部，然后将身体慢慢向前拉伸下压，换腿重复以上练习，注意拉伸腿部时不要太过用力。这一练习可以锻炼大腿前侧肌群。

◎ 锻炼腿部肌肉

将一条腿轻放在器械上，使腿和地面保持平行，轻轻地用手触摸脚尖，并逐渐把上体向前下压，使胸部贴近膝盖，并慢慢拉伸肌肉，换腿重复以上练习，但不要太过用力。这一练习可以增加人体的柔韧度，使人体线条更加柔和。

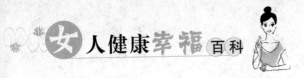
◉ 锻炼肩部

用一只手抓住一个与肩同高的器械，轻轻向后用力伸展胳膊，使身体与地面出现角度；然后，慢慢向前转体，拉伸肩胛肌和背廓肌。换手重复以上动作。

◉ 锻炼胸部

双手从体后紧紧握住练习器的把柄，慢慢向前挺胸，伸展胸部和背部的肌肉，锻炼胸部，但不要过分用力伸展背廓肌。

◉ 锻炼背部

施加至少超过练习者体重1/3的重量在拉力器上进行悬垂，拉伸胳膊和背部肌肉，这样可以提高你的手臂力量。对于有轻微的背部疼痛练习者，需要放松和消除脊柱的紧张，做这项练习效果非常好。

◉ 伸展小腿

在健身房里，双手撑住器械，使脚跟慢慢地做上下运动，可以使小腿肌肉得到很好的伸展，消除小腿脂肪，纤细小腿。

◉ 伸展全身

双手抓住与肩等高的拉力器把柄，两脚并拢固定，给拉力器加一定的重量，向后拉伸，练习手臂、背部、大腿及全身肌肉，使全身得到伸展。

美体锻炼需要持之以恒，不断地锻炼特定部位的肌肉才能达到长久的塑身效果，所以为了好的效果要有恒心。

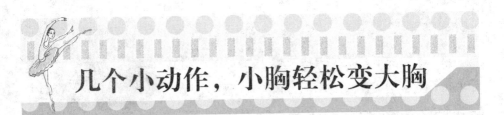

几个小动作，小胸轻松变大胸

丰胸美胸对于女人来说是一辈子都在做的事情，因为胸部是女性朋友最为关注的部位，于是丰胸霜、丰胸药、丰胸手术就成了女人们每天挂在嘴边的话题。然而对于女性来说，这些方法无疑存在着某些隐患，丁是一种更加健康的丰胸美胸的办法便开始被越来越多的爱美女性运用起来，那就是胸部健美运动。

胸部的大小是由遗传、激素水平及胖瘦决定的，所以想要胸部更加优美健康，可适当地锻炼胸部肌肉群，以使上胸肌肉饱满，并连带使胸部显得饱满、有型、不下垂。

下面就详细介绍一些可以健美胸部的动作，以帮助女性朋友们获得更好的胸线。

◉ 手掌对抗

双腿并拢跪立，双手在胸前相握。将两只手用力对抗相推，然后放松。做 10 次后，静止用力 5 ~ 10 秒。休息 30 秒，再做一遍，可以锻炼胸肌。

◉ 两臂上前举

坐在椅子上，双臂放在身体内侧，慢慢地向两边举起，在达到头、肩之间的高度之后，再将双臂缓慢向前举，直到两只胳膊快要相碰，然后停止，两臂分开，还原并使肌肉放松。如此反复 5 ~ 8 次。

◉ 俯卧撑

首先双腿并拢，跪撑，双脚抬起，双手在前支撑。肘关节向两侧弯曲，身体下压，伸展胸肌。然后吸气，再用力向上推起，直至两臂伸直。同时抬头挺胸，还原成预备姿势，做 10 次，休息 30 秒，再做 10 次。这项运动能够锻炼胸肌、三角肌、肱三头肌，从而使乳房坚挺、肩和手臂肌肉饱满。

◉ 仰卧上举

屈腿仰卧，两臂在身体两侧稍稍弯曲，拳心向上。然后手握哑铃，两臂用力夹胸上举，拳心相对，然后慢慢还原，做 10 次，休息 30 秒，再做 10 次。这样可以有效地刺激胸肌的深层和远端，收到强健胸肌的效果。

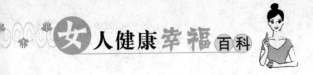

◎ 仰俯上推

屈腿仰卧，双手持哑铃，双臂在胸前弯曲，拳心向前。双臂用力上推，直到伸直，然后慢慢还原。做 10 次，休息 30 秒，再做 10 次。

◎ 俯卧划水

在床边俯卧，把胸部伸出床外，然后上半身抬起，双手交替做"划水"姿势。每分钟 10 ~ 15 次。

◎ 双臂直举

在床上仰卧，双手握哑铃，两臂平伸，依靠胸肌收缩力直臂上举，然后放松还原，每分钟重复做 20 ~ 30 次。

◎ 双臂后伸

双腿并拢，跪立，臀部坐在脚跟上，两只手从身后相握。抬头挺胸，两臂尽量向后伸。这样能够刺激胸肌的中部，并使胸肌得到伸展和放松，有助于形成昂首挺胸的身体姿态。

献给办公室"久坐族"的保健操

颈椎病通常发生在久坐办公室，或者在电脑前一动不动的人身上。颈、肩、背、手臂酸痛，脖子僵硬，这些都是颈椎病的主要症状，然而这些现象往往会被一些人所忽视。为了尽量避免这种疾病的产生，在这里我们介绍一些可以预防颈椎病的颈部保健操，以帮助女性朋友们远离这种疾病。

◎ 坐姿颈部保健操

坐在凳子上，两腿平放，双手自然下垂。

（1）探仰头式：身体放松，脖子向前探，并且尽量使下巴靠近胸部，保持姿势不变 5 秒左右，然后把头缓缓后仰，达到最大限度后，同样保持 5 秒，随后恢复正常姿势，连续做 2~6 次。头部前后左右轻轻摇晃，时间以 10 秒为宜。

（2）转动肩关节式：肩关节由前至后连续做画圆动作，然后反方向由后至前连续做画圆动作，重复 4~6 次，注意速度不要太快。

（3）旋转头式：从左到右旋转头部，然后反方向旋转，重复 2~6 次。

（4）左右偏转头部式：头向左偏，努力接近左肩，然后换方向，重复 4~6次。

（5）摸耳式：将左手侧向上举，越过头顶去摸右耳，再用右手以同样姿势去摸左耳，连续 4 次。

（6）仿自由泳式：手臂伸直，以肩关节为轴，大臂向前绕 6 次，然后再向后绕 6 次。

（7）仿蛙泳式：双手向身体前方伸出，交叉，脸正对手背，接着手朝两边伸展开去，最后于胸前合拢，重复 6 次。

◉ 卧姿颈部保健操

（1）下压枕式：仰卧床上，后脑勺用力下压枕头，然后翻身俯卧，额头用力下压枕头，呼吸要保持均匀，但要注意的是枕头不能太软，也不能太高，最好在 10~15 厘米。

（2）后仰式：俯卧，将头抬起，尽力后仰到最大限度，保持这一姿势 15 秒钟左右，然后分别以左侧卧、右侧卧和仰卧的姿势重复这一动作，颈部向身体两侧拉伸。

每天清晨起床时做做可以使颈部肌肉更为结实，关节更加灵活，还能促进血液循环，提高新陈代谢。不管是用卧姿还是坐姿，每次练习之后，都最好加做一次呼吸训练，通过鼻子吸气，嘴呼气，对颈部脊椎非常有好处。

塑造迷人曲线的有氧运动

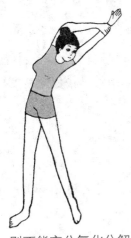

有氧运动是指人体在氧气充分供应的情况下进行的体育锻炼，常见的有氧运动项目有步行、快走、慢跑、竞走、滑冰、长距离游泳、骑自行车、打太极拳、跳健身舞、跳绳、韵律操、球类运动等。

运动时人体内的葡萄糖被氧化分解，会释放出一种叫作三磷腺苷（ATP）的能量物质，该物质直接为肌肉纤维运动提供能源。在有氧情况下，葡萄糖可充分氧化分解，释放出大量的 ATP；而在无氧的状态下，葡萄糖则不能充分氧化分解，释放的 ATP 的量就少。

◎ 是不是"有氧运动"，衡量的标准是心率

心率保持在 150 次/分左右的运动为有氧运动，因为此时血液可以供给心肌足够的氧气，因此它的特点是强度低、有节奏、持续时间较长。有氧运动能充分酵解体内的糖分，还可消耗体内脂肪，增强和改善心肺功能，预防骨质疏松，调节心理和精神状态，是健身的主要运动方式。

◎ 有氧运动燃烧的"燃料"是糖类、蛋白质和脂肪

人类的这些"燃料"都储存在人体细胞中，人在运动时，就会消耗这些"燃料"以获得动力。运动的前段大约 5 分钟先燃烧糖原，运动持续越久会燃烧掉越多的脂肪，只要持续半小时至 1 小时，所消耗热量的五成就由燃烧脂肪来供应。减肥者如果在合理安排食物的同时结合有氧运动，不仅能减肥成

功，并且减肥后的体重也会得到巩固。

◉ 有氧运动的目的在于增强心、肺的耐力

在运动时，由于肌肉收缩而需要大量养分和氧气，心脏的收缩次数便增加，而且每次压送出的血液量也较平常更多，同时，氧气的需求量亦增加，呼吸次数比正常多，肺部的收张程度也较大，所以当运动持续，肌肉长时间收缩，心肺就必须努力地供应氧气分给肌肉，以及运走肌肉中的废物。这种持续性的需求，可提高心肺的耐力。当心肺耐力增加了，身体就可从事更长时间或更高强度的运动，而且不易疲惫，长期坚持有氧运动能增加体内血红蛋白的数量，提高机体抵抗力，抗衰老，增强大脑皮质的工作效率和心肺功能，增加脂肪消耗，防止动脉硬化，降低心脑血管疾病的发病率。因此，有氧运动对于脑力劳动者来说也是非常有益的。另外，有氧运动还具备恢复体能的功效。

需要注意的是，在进行有氧运动之前，女性朋友需要做一些适当的准备：

（1）吃一些富含氨基酸的食物。在脂肪燃烧的同时，肌肉也会因紧收而变得酸痛，而在运动前食用些类似海鲜饭团或是麻婆豆腐这样富含氨基酸的食物，就能较好地缓解肌肉的酸痛和僵硬。

（2）运动前喝一杯热饮。这可以有效地促进新陈代谢，使身体提前预热，在最短的运动时间里发挥出最好的效果。

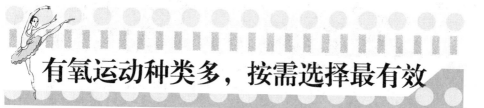

有氧运动种类多，按需选择最有效

有氧运动是以有氧代谢为主要能量来源的运动，其代谢形式彻底，几乎

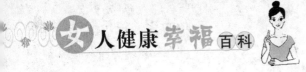

不会生成对身体有害的物质。它的特点是持续时间长、强度较低、有节奏感，包括慢跑、游泳、骑自行车、步行（散步、快走）、健身操、打球、爬山、打太极拳等。在健美训练中，划船器、跑步机、滑雪机、登山机等器械上的运动以及韵律健美操也都属于有氧运动。

有氧运动能提高机体摄氧量，增进心肺功能，长期坚持，不仅能够显著改善心肺功能，预防和控制"三高"（高血压、高血糖和高血脂），还能增加睡眠质量，改善心理状态，是达到健康效应的最佳方式，有氧运动还能减掉多余的脂肪，是对减肥最有效的运动。

有氧运动种类繁多，都可以达到减肥的效果，但是并不一定所有的有氧运动都适合每一个人，女性只有根据自身具体情况，找到适合自己又有条件进行的有氧运动，才能事半功倍。

◉ 跳绳

跳绳花样可简可繁，一学就会，而且跳绳 10 分钟与慢跑 30 分钟的效果相差无几，是一种耗时少又耗能大的有氧运动，适宜在气温较低的季节进行。

跳绳能在几分钟内提高心率和呼吸频率，对心脏机能有良好的促进作用，它可使血液获得更多的氧气，保持心血管系统的强壮和健康，强身健体，同时还能锻炼全身的协调性和灵敏度，更重要的是，它还能消除臀部和大腿上多余的脂肪，在短时间内减轻体重，结实全身肌肉，健美体形。

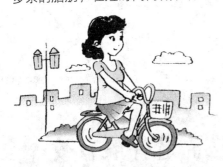

◉ 骑单车

骑单车能加强和提高心血管及肺部功能，一般连续骑行 30 分钟左右就可以达到减肥的效果，并能有效地锻炼人的心血管系统。

在健身房里的踏板车上健身时，可以间歇地让一条腿更用力地蹬踏板，以加强运动的强度。开始时，可以先两腿一起以中等强度蹬踏板 4 分钟，然后左腿高强度蹬踏板 30 秒之后，再换右腿蹬30秒，然后再两腿以中速蹬4分钟，这样每隔4分钟单腿用力蹬1分钟，累计锻炼30分钟。这种运动方式可以帮助人体多燃烧20%的热量，减肥效果十分显著。

◉ 疾走（负重走）

疾走30分钟能消耗883焦的热量，若在疾走时再套上一件负重马甲，就可以帮人体再多燃烧10%的热量。负重有益于健身者控制身体的姿势，效果要比手上举哑铃或在腿上绑沙袋好得多，但是要注意负重的重量不能超过体重的20%。

◉ 慢跑

户外跑步不仅可以锻炼身体，还可以呼吸新鲜空气，如果受外界环境限制，跑步机也是不错的选择。放开跑步机扶手能增加8%的氧利用率和5%的心率，选择一定坡度还可以显著提高减肥效果。

◉ 游泳

游泳是一种很好的全身性运动，能够有效提高心肺功能，即便是在游泳池中快走，也能有效地提高心率，因此游泳对身体瘦弱的人和老年人来说都是一项很好的运动，同时它又是非常理想的减肥方法，游泳时人的新陈代谢速度很快，30分钟就可以消耗1100千焦的热量，消耗的能量也比跑步等陆上项目大许多，如在水中游100米相当于在陆地跑400米或骑自行车1000米消耗的能量，故其是一种消耗能量很大的运动，很适合女性生育后恢复体形所用。

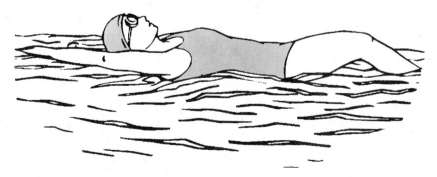

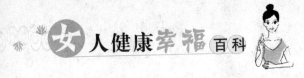

◎ 有氧操

　　有氧操减肥法对练习者的要求比较高，简单的有氧操达不到心率要求，减肥效果不明显，相对复杂的有氧操对身体的力量、灵活性、柔韧性要求都比较高，对一般人来说比较有难度，如果动作不到位，不但起不到什么效果，还很容易造成伤害，所以，一些初学者和体能条件不好的人，最好不要通过跳有氧操减肥。

瑜伽锻炼，修炼完美好身材

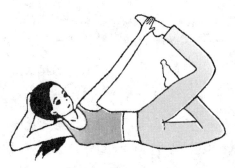

　　瑜伽是一种身心结合的运动，对于现代女性来说，如果不能学会放松宣泄，就会引发一系列生理和心理上的病变，像心血管疾病、高血压、颈椎病、骨刺等。不仅如此，人体在脑部疲劳的时候，其很多功能都会受到影响，使人陷入疲惫、无精打采的亚健康状态。而瑜伽正是一种有意识地调整呼吸，以身体姿势达到全身平衡，并恢复身体自愈能力的训练。

　　瑜伽的深呼吸有助于集中注意力，完整均衡的收缩、伸展动作，可训练全身肌肉与关节的弹性，这是走路或骑自行车等单一运动所无法达到的。

　　女性练瑜伽大都是为了寻求完美的身材，在做动作时往往只对姿态是否优美很在意，但在练瑜伽时应认真体会瑜伽修身养性的真谛。

坚持跳绳，健身塑身两相得

跳绳作为一项历史悠久的运动，距今已有 1300 多年的历史了。跳绳有益身体健康的说法由来已久，随着体育学家和研究人员的不断发现和创新，跳绳已经成为一项益处无穷的大众运动。跳绳运动的优点主要表现在以下几个方面。

◉ 简单易学，范围广泛

跳绳可简可繁，随时可做，是一项简单易学的运动，就像骑脚踏车一样，一旦学会，终身难忘。跳绳运动只需一根简单的跳绳，却能做出花样百出的跳法，而且跳绳场地灵活，无论室内、室外都可以进行，又特别适宜在气温较低的季节作为健身运动，而且可参与人群广泛，下至几岁儿童，上至年过半百的老人，是一项适合大众的体育健身运动，是现今在全世界都很流行的健身方法。

◉ 增强体质，对抗疾病

跳绳对心脏机能有良好的促进作用，可以让血液获得更多的氧气。跳绳能增强人体心血管、呼吸和神经系统的功能，保护心脏，提高肺活量，使心血管系统保持健康和强壮，还能锻炼和发展人体各个器官和肌肉以及神经系统，加快胃肠蠕动和血液循环，促进机体的新陈代谢，是对付肥胖和预防血脂异常、高血压等切实可行的运动方式。

长期跳绳能预防多种病症，如糖尿病、高血压、肥胖症、高血脂、抑郁症、骨质疏松、肌肉萎缩、更年期综合征等，还可以对胃病、失眠、关节炎、

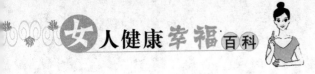
神经痛等病症起到良好的辅助治疗作用。对处于哺乳期和绝经期的女性来说，跳绳有利于保持她们的心理健康，还有放松情绪的积极作用。

◎ 锻炼大脑能力，增智健脑

跳绳不是简单的体力运动，需要手脑结合才能做出令人眼花缭乱的花式，它训练人的弹跳、速度、平衡、耐力和爆发力，同时可培养灵活性、协调性、准确性，以及奋发向上的精神和顽强的意志，提高大脑的思维灵敏度和判断力，有益于身心健康，锻炼耐力和肌肉，是一项很好的提高整体素质的有氧代谢运动，跳绳时手握绳对拇指穴位的刺激，也会显著增强脑细胞的活力，所以跳绳也是健脑的最佳选择。

◎ 消除脂肪，健美体形

跳绳是一项相当好的减肥运动，并且效果十分显著，它不但能够消除臀部和大腿上的多余脂肪，达到瘦身的目的，还能结实全身肌肉，使肌肉变得更加富有弹性，使女性的胸部和臀部坚挺丰满，从而健美体形。所以，对于女性朋友来说，跳绳是最有效、安全系数最高、经济投入最少的减肥运动。

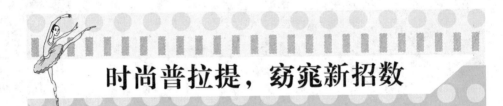

时尚普拉提，窈窕新招数

普拉提是调节和加强肌肉的妙招，据说这项活动吸收了古老的瑜伽和太极的精华，运用意念来指导运动，进行调心、调身，对减肥、改善身体姿态有神奇的效果。

普拉提运动不受场地限制，拿块垫子，甚至在地板上就能练。比起瑜伽，它在中西合璧上做得更出彩，既融入了西方人的"刚"，又融入了东方人的

"柔"。更重要的是，这种健身方式让那些下决心减肥却又禁不住美食诱惑的人终于找到了天堂。

普拉提，不仅仅能改善人体的外在形态，在治疗一些疾病方面也有特殊效果，例如，身体肿胀、腰酸背痛、便秘、疲劳、静脉曲张等。

普拉提的动作看上去都不难，在旁人看来只是伸伸胳膊、摆摆腿，实际上却可以大大加强你的协调性。

慢跑，保持健康的不二法门

研究表明，有氧运动是最有利于人体健康的保健运动，而慢跑更是有氧运动之首选。慢跑作为一项轻松的健身运动，不仅有诸多好处，承受压力也可大可小，可以说是一种最适合于广大女性的健康运动。慢跑的具体好处有：

◎ 增强心肺功能

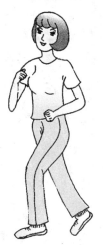

研究表明，进行轻松的慢跑运动，能增强呼吸功能，使肺活量增加，提高人体通气和换气的能力。慢跑时所供给的氧气较静坐时可多 8 ~ 12 倍，而氧气对维持人体生命活动是必不可少的，吸氧能力的大小又直接影响心肺功能。一般情况下，老年人吸氧能力较低，而这项锻炼能帮助他们提高吸氧能力。练慢跑的老年人，最大吸氧量不仅显著高于不锻炼的同龄老人，而且还高于参加一般性锻炼的老年人。慢跑运动可使心肌增强、增厚，具有锻炼心脏、保护心脏的作用。多年从事慢跑运动的老年人的心脏大小及功能与不参加锻炼的 20 岁的年轻人

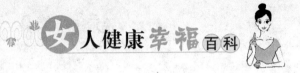
的心脏无异，就是因为他们长期坚持锻炼，改善了心肌营养，使得心肌发达、功能提高的缘故。不想让自己变老的女性就赶紧行动吧！

◉ 消耗热量

运动减肥，有氧运动更加减肥，慢跑 30 分钟以上效果会更好。

◉ 增强肌肉与肌耐力

规律的不间断的慢跑可增强肌肉与肌耐力，而肌肉与肌耐力是我们平时维持工作与紧急应变能力的最佳提供者。

◉ 防治心脑血管疾病

慢跑可使血流增快，血管弹性增强，具有活血去瘀、改善血液循环的作用。慢跑运动还可使人体产生一种低频振动，使血管平滑肌得到锻炼，从而增加血管的张力，还通过振动将血管壁上的沉积物排除，防止血脂在血管壁上堆积，这在防治动脉硬化和心脑血管疾病上有重要的意义。

◉ 代谢排毒

规律的慢跑可加快体内的新陈代谢，延缓身体机能老化，并可将体内的毒素等多余物质由汗水及尿液排出。

◉ 减轻心理压力

处于竞争激烈的大环境下，若无法排除紧张情绪、精神及心理压力，女性将永远居于劣势。适度的慢跑可减轻心理负担，有利于保持良好的身心状态。

◉ 提高生活品质

健康是一切的基础，生活品质提升的首要条件就是要有健康的身体，而规律的慢跑活动是促进身体健康的不二法门。

◉ 减轻烟瘾的发作

慢跑、跳绳、游泳、爬山等健身运动都是运动戒烟的方式，其中慢跑效果最佳。这是因为烟瘾是由于尼古丁作用于中枢神经系统所致，而人们在跑步时，脑垂体可分泌出一种名为 β–内啡肽的"快乐激素"，让人觉得情绪高昂、精力充沛，从而抑制烟瘾的发作；此外，坚持慢跑锻炼，人体的心肺功能和髋骨肌功能也得以大幅度提高，使血液中氧供应充足，加速抽烟造成的一氧化碳血红蛋白结合物的分解，从而减轻烟瘾的发作。

一般在慢跑（每分钟 120 米）、快走（相当于快步穿过十字路口的速度）15 分钟后，β－内啡肽就开始产生。戒烟者可每天早晚慢跑 30 分钟，在完全戒烟后，体内的大部分尼古丁可在 1~2 周后排出体外，大约 2~3 周后人体的戒断症状就可逐渐消失。运动戒烟必须持之以恒，因 β－内啡肽有其代谢周期，产生后不会长期贮存，所以半途而废必将前功尽弃。

◉ 慢跑强身壮骨

女性慢跑可增加骨密度，不过女性跑步次数不宜过多，否则可能会导致月经不规律，而月经不规律又容易引起骨钙质流失。

花样走路，走出健康与长寿

走路是一项非常温和的健身运动，不仅能为人体带来健康，还能为女性朋友带来苗条、曼妙的身材，所以越来越多的都市女性开始青睐走路这种健身方式。走路消耗的热量虽然不高，但温和简易，所以很容易也很适合女性朋友进行。但是，一味枯燥的走路方式却很难让人保持长期的热请，今天我们就给大家介绍几种花样走法，帮您消除走路运动的枯燥感。

◉ 快步走

一般把每分钟走 100 米左右、步幅在 65~80 厘米之间的行走定义为快步走。行走时挺胸、抬头、收腹，下颌略向内收，不要仰起来，眼睛直视前方

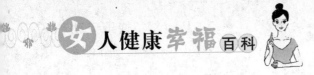

10～15 米处。行进中，手臂要用力摆动，与下肢动作保持协调、一致。快步走时，先伸直一条腿向前迈进，让脚后跟先着地，然后通过脚掌侧面边缘过渡到小脚趾，继而过渡到大脚趾部位着地；同时，另一只脚抬起脚后跟，脚尖用力向后蹬地向前，前脚脚尖蹬地，后脚踏地，脚面与脚腕夹角不要太大。

◎ 慢步走

慢步走的方法很多，常见的有腹部按摩慢步走法（一边慢走一边用手绕圈按摩腹部，一步一圈，顺时针逆时针交错进行。步频：30 步左右/分钟，10 分钟为一组）、颈部转动慢步走法（双手交叉放在头部的后下部位，边走边左右转动头部带动颈部转动，每两步颈部向侧面转动一次。步频：25 步左右/分钟，20 分钟为一组）、摆臂慢步走法（慢步走时，手臂向前摆动到齐肩高，向后摆动到不能再向后为止。步频：60 步左右/分钟，30 分钟为一组）、普通慢步走法（简单而长期的慢步法，步频：70 步左右/分钟，45 分钟为一组）、背手慢步走法（手臂背到身后，手背贴在腰上，掌心向外，缓慢前进 100 步，然后缓慢倒退 50 步，交替反复，6 次为一组）。你可根据自己的需要而选择。

◎ 赤脚走

赤脚走可以让足弓和韧带得到很好的锻炼，增强其弹性。赤脚走最好是在沙地上走，也有人赤脚走在小区的鹅卵石小道上，这样的锻炼方式可行，但要慢慢适应。

◎ 雨中走

这里并不是主张在电闪雷鸣的大雨天赶路，而是在淫雨霏霏下行走。雨过滤空气，此时空气中负离子多，空气湿润。雨中走可以提高人体适应外界变化的能力。需要注意的是，必须要穿既防水又质地柔和的运动衣，鞋也要防水、防滑。

◎ 倒退走

经常看见老年人倒退走，年轻人却很少倒退走，其实倒退走的好处很多，它可以提高机体的敏感性和判断能力，有效地锻炼行走者的平衡能力。

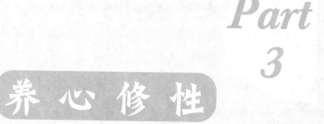

Part 3

养心修性

——学会情绪平衡的方法

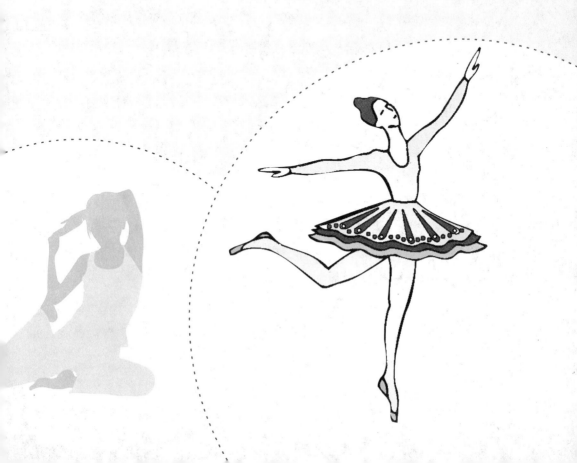

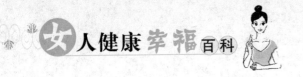
物随心转，境由心造

西方有一句谚语："同一件事，想开了是天堂，想不开就是地狱。"中国的古人也常说"境由心造"。生活都是一样的平凡，只要你能从日常平凡的生活中寻找和发现快乐，你就会比别人幸福。

现在我们要告诉你一些快乐法则，接受它们你就可以从忧郁中挣脱出来！

◎ 做简单的事情

有人会劝你"振作精神，像往常一样做事"，这个态度是积极的但也是错误的。抑郁就像感冒，你的身体已经很虚弱，那些从前你觉得简单的事情也变得难以应付，所以强迫自己干你感到困难的事只会加重你的抑郁，让你更加看不起自己。

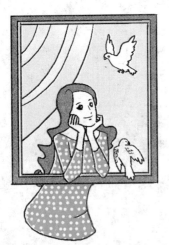

◎ 呼吸新鲜空气

把肺中的废气尽量呼出，然后大口地吸入清新的、湿润的、略带原野味道的空气，感觉真是好极了。

◎ 坐在太阳底下

匆忙赶路时会讨厌炎炎烈日，但是闲下来时却能体味到太阳的爱抚是令人舒服的。

◎ 欣赏风景

欣赏是人与自然最和谐的关系，自然界没有失去什么，而我们的心里却盛满了收获。

◉ 与快乐的人在一起

快乐在进行除法运算时总是得到乘法的结果，即一个人的快乐被 10 个人分享时这个快乐就增加了 10 倍。

◉ 开放地交流

我们只有敞开心扉，不设防地与人交流，才能真正获得彼此理解的体验，才能真正了解自己和他人。开放的心灵是强大的，也是喜悦的。

◉ 对人微笑

归根结底，向人微笑是一件愉悦自己的事。不论直接的结果还是间接的结果都会使自己更高兴。

◉ 向他人表示自己的爱

示爱是人的一种能力，但这种能力常常受到文化的限制，其实，能够去爱别人恰恰是一种有能力的表现。

◉ 听自然的声音

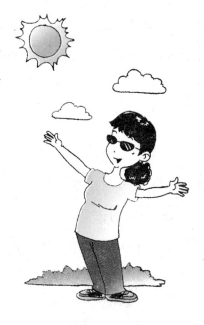

天籁之音只有沉静的心灵才能捕捉到，听自然的声音能够去掉心中的烦忧。

总之，快乐就是尽量增加令自己快乐的活动。有的人往往认为自己没有资格享受欢乐，尤其是当他们不能像往常一样工作时。你要牢记，对你来说，快乐是你的良药。思考一下如何平衡你的责任与快乐，即便是个正常人，也不能只有责任没有快乐，愉快的心情有助于你完成自己的任务。

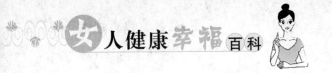

不做孤独的小女人

都市中很多女人都觉得孤独，她们不知道怎样才能克服这种感觉。因为孤独和寂寞不同，寂寞时你可以叫很多人来说笑打闹，那样寂寞就会自动离开，可孤独不同，再热闹的气氛也赶不走孤独，它就住在你的心灵深处。

孤独的人可能更内向、更焦虑，对拒绝反应更敏感，并且更容易抑郁。孤独的人在朋友身上花费很少的时间，不经常约会，也很少参加集会，没有什么亲密的朋友。在人际交往方面，她们对自己和对方的评价都极端消极。这一结论也恰恰解释了为什么许多女性身处工作环境，却仍然感觉孤独。人们常常感到与孤独者交往很乏味，她们不知道这种交往方式是怎样赶跑了潜在的朋友，当别人期望她们多暴露时，她们暴露得很少，而当别人不期望她们过多暴露时，她们暴露得太多，结果，在别人眼中她们是冷淡的或不可思议的，别人也据此做出相应的反应。

为此，我们针对不同情况给出一些建议，希望能帮你战胜孤独。你可以问自己几个问题：你能与哪些家庭成员——无论远近，进行联系，或者，你是否早就认定家人比其他任何事情让你更忧愁？如果没有家庭成员，能否找个替代家庭？这些问题似乎难以接受，但在这种情况下，受到欢迎，感受意想不到的喜悦，你无法知道这是多么开心。无论哪种方式，目的都是找出愿意同你一起度过节假日的人。要记住，还有许多孤独的人同样渴望有人在节假日相伴，那个相伴的人可能就是你。不过这些人可能因过分害羞、过分骄傲而不敢接近你，那么你能丢开羞怯和骄傲去接近他们吗？

一旦找到伙伴，安排吃的倒很简单，你不必为此花掉最后一个铜板。只用一两样东西小搞一下，大家就可以高兴一场。让客人也一块儿用餐，则更有趣，还能打破某些尴尬局面。能做出什么食物倒没有关系，重要的是大家一块儿做，如果客人带了东西来，那就高兴地收下。

准备一点儿饮料、糕点、干果和一个果盘，如果是出门访客，就带上一些水果。假日不是要节食，而是要享受。还要准备点音乐，如果你会玩一种乐器，你可自己玩或是邀请他人玩，还可准备纸牌和其他游戏。

如果你一直孤独，可能也感到压抑，这时你需要找一个能交谈的人或地方。主要应考虑：我怎样安排生活才能有更多时间接触别人？做些什么事才能使我觉得有所奉献、有所享受？这些问题都得先问自己，然后仔细考虑自己的想法。

要问自己的最重要的问题是：我现在的处境是我所希望的吗？也许不是。如果你是个音乐家，置身于谈论政治的人之中时，会觉得自己像个外人。即使你想参与进去，你也会感到自己是个外人，因为政治对女人有一种传统的敌视。如果你年龄大了，又会受到年龄歧视，等等，这样的现象相当普遍。

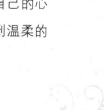

因此你的问题是：我的处境是我想要的吗？我对待在这里感兴趣吗？如果答复是否定的，那么你就应该考虑下一个问题：怎么找到我可与之建立联系的人？在什么地方，用什么方法，能对我有所帮助？不要放弃任何一个机会，这个人也许就存在于周围与你志趣相投的人之中。

你必须找出适合自己的摆脱孤独的方式，这样，当你感到最没有盼头的时候，它就能使你的自信心充足得足以外出接触其他人，使你重新喜欢自己，并能感受到其他人对自己的亲和力。女人如果不想孤独，就要敞开自己的心扉，接受真挚的友谊，接受来自别人的关怀，让自己空虚的心灵得到温柔的抚慰。

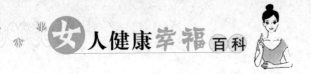
给焦虑的心情洗个澡

生存焦虑已经越来越多地出现在现代女性中，适当的焦虑可以给我们动力，但焦虑过度或者时间过长，则会使生活乃至生命的质量下降。

◎ 成功因为敢于失败

任何一个人都可能遭遇或多或少的挫折、经历或大或小的失败，如果我们只允许自己成功，那么无异于对自己下了一个非理性的命令，让自己对抗生活的自然法则，这么做的结果只能是平添我们内心的无助感。相反，如果能把犯错误或者品尝失败的权利还给自己，我们就会发现，其实除了我们自己，没有人要求我们必须十全十美、永远成功。事实上，成功的唯一秘诀就是敢于失败。

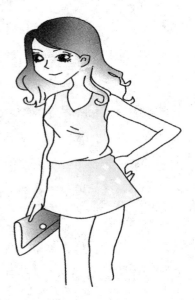

◎ 平常心即生活之道

心理学家指出，凡是人都有五种基本的需求：生理需求、安全需求、归属与爱的需求、尊重需求和自我实现的需求。

无论哪一个层次的需求，都是健康心灵的正常反映，越是能够坦然接受并且积极满足它们，我们越能获得力量，越能真实而自在地生活。

脾气改不了，但可以控制好

脾气每个人都会有，关键在于我们自己怎么去控制它。控制好了，凡事都可一了百了，控制不好了，后果是难以预料的。比如当我们和家人、朋友或同事发生了一些小摩擦时，如果随意就发怒，那么所产生的后果就是争吵，不是伤害到对方就是伤害到自己，想一想，这又有何意义呢？如果能多一份忍让，多一份宽容，什么事都好好地用"说"的语气来解决，效果难道不比吵骂好吗？

古时有一位老妇，常为一些鸡毛蒜皮的小事生气。有一天她去找高僧求教，高僧听了她的讲述，把她领到一间禅房里，落锁而去。妇人气得破口大骂，骂了许久，高僧也不理会。妇人又开始哀求，高僧还是置若罔闻。妇人终于沉默了，高僧来到门外，问她："你还生气吗？"妇人说："我只为我自己生气，我怎么会来到这个鬼地方受这份罪？"高僧回答说："连自己都不肯原谅的人，怎么能心如止水？"于是高僧再次拂袖而去。

过了一会儿，高僧又来问："还生气吗？"妇人说："不生气了，气也没办法啊！"高僧又离开了。当高僧第三次来到门前时，妇人告诉他："我不生气了，因为不值得气。"高僧笑道："你还知道值不值得，看来心中还有气根。"当高僧的身影再次迎着夕阳立在门外时，妇人问道："大师，什么是气？"高僧将手中的茶水倾洒于地，妇人视之良久，顿悟，叩谢而去。

我们的生命就像高僧手中的那杯茶水一样，转瞬间就和泥土化为一体，光阴如此短暂，生活中一些无聊的小事，哪里值得我们花费时间去生气呢？相信我们在生活中都有过为琐事生气的经历，无非是为了争高低、论强弱，

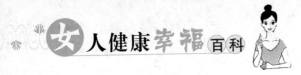

可争来争去，谁也不是最终的赢家。你在这件事上赢了某个人，保不齐又会在另一件事上输给他。当你闭上眼睛和这个世界告别的时候，你和普天下所有的人都是一样的：一无所有，两手空空。

人生在世，最重要的是做一些自己觉得有意义的事，不要把时间耗在争名夺利上，不要总把"就争这口气"挂在嘴边。真正有修养的人会把这口气咽下去，因为气都是争来的，你不争就没气，只有没气你才会做好事情，也只有没气你才会健康地活着。

所以提醒各位女性朋友，要学着自控一点，千万不要纵容自己，别给自己找任何借口，对自己严格一点儿，悲伤时要懂得转移和发泄，忧愁时也要懂得释放和自解，相信自己，人格和情绪也会变得更完美。

摆脱完美的压力和阴影

生活中，摆脱完美给你的生活带来的压力和阴影，其实很简单，以下就是一些行之有效的小方法。换一种思维方式，也许你会更快地找到全新的生活方式。

◎ 承认有残缺才是真正的人生

生活不可能一帆风顺，遇到挫折和处于低谷时，发挥自己的自信和乐观尤为重要，切不可自暴自弃。学会换个角度看问题，正因为生活中有让你感到沮丧、绝望的问题，你才会付出更多努力，才更懂得珍惜所得到的，即便是事情不尽如人意，即便失败，可那和成功一样构成了你丰富的人生体验，那才不枉活一世。如果世上真有所谓的万事如意、心想事成，失去了奋斗的历程，那样生活还有什么激情，你觉得那样的人生有意义吗？幸福吗？

◉ 不要让自己的完美主义变成负担

每个人或多或少都有一些完美主义倾向，其实并不需要太过担心，应该看到完美主义的你有着众多的优点，比如意志坚定、执著、仔细周到、严格自律、组织性强等，只要把这些优点发挥得当，不要只重细节而忘了主要目标，你（完美主义者）绝对是一个训练有素的出色员工，有足够的信心去面对工作上的压力。

◉ 学会排解和放松

情绪的过分紧张和焦虑会影响一个人分析和解决问题的能力，生活中常常会遇到一些突发事件，女性应学会放松，调节自己的情绪，保持生活的规律和睡眠的充足，以饱满的精神状态面对并解决问题。学会倾诉和寻求帮助来排解不愉快，生活中绝大多数人都有一颗助人为乐的心，找一个听你诉苦的朋友不会是件太难的事。

◉ 不要对自己过分苛刻

不要对自己太苛刻，工作上不妨给自己定一个"跳一跳，能够着"的目标，只要对得起自己的努力和良心就好，不要太在意上司和同事对自己的评价，否则，一旦遇到挫折就可能导致身心疲惫。不要为了让周围每一个人都对你满意而处处谨小慎微，还是要有点"我行我素"的气魄，不然让所有人都满意唯独自己不满意对你又有什么好处呢？

◉ 学习过惬意的生活

选择自己喜欢的健身班进行锻炼，或养成晨跑的习惯，矫健的身影和红润的脸色会比任何粉妆更使你年轻生动；工作之余不妨逃离城市，让自己以最自然的状态亲近自然，要学会享受阳光，热爱生活。

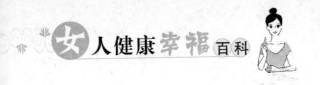

别让虚荣心淹没了你

虚荣心强的人容易嫉妒别人，并常有破坏性的行为，如打击、挖苦、讽刺别人等。由于虚荣心的影响，她们只注重眼前虚荣利益，无法把精力、心思用在学习、工作上，从而影响今后的发展。克服虚荣心，应做到以下几点。

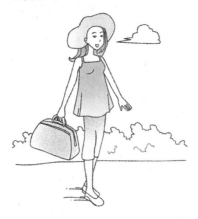

◎ 改变认知

充分认识到虚荣心的危害，从而改变存在于思想中的不正确的做事态度。做人要诚实，更要自尊自重。

◎ 树立正确的审美观

要认识到什么是真正的美，什么是真正的丑，真正有意义的人生应该追求的是什么。正确认识自身的优点与不足，把精力投入到学习和生活中，不断地完善自己。

◎ 正确对待舆论

虚荣心与自尊心是相互关联的，自尊心又与外界舆论密切相关。别人的议论、他人的优越条件，都不应该是影响自己进步的外因，唯一的决定因素是自己的努力。只有克服自卑感，建立自信心，才能不被虚荣心所左右，成为一个高尚的人。

轻松应对"年龄恐惧症"

一些年过 30 的白领女性，因各种原因，对自己年龄渐大、事业未成的境况产生悲观、消极的情绪，就是所谓的白领"年龄恐惧症"。面对"年龄恐惧症"，我们应该怎么做呢？

◉ 学会提升自我修养

当青春渐逝，不少女性就对自己的未来产生了危机感，其实，这样的恐慌大多由内心的不自信导致。面对这种情况，最好的办法就是通过学习提升自己的知识修养等"内功"。

◉ 步入中年，更应学会调整心态

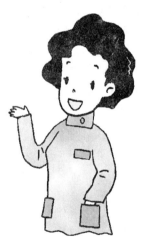

中年女性在社会上承担着巨大的压力，往往会幻想自己离开竞争激烈的职场和嗷嗷待哺的婴孩，回到童年，或者回到宁静的小山村，但是现实毕竟是现实，人能逃到哪儿去呢？于是中年女性只好跌入情绪低落、状态萎靡的怪圈。对于这种情况，瑞士心理学家认为，人在中年后要重新调整自己的方向，逐渐由关注身外之物变为更多地关注自己的心灵，逐渐领悟到人生的智慧，这样才能减轻心理压力，顺利地度过"中年危机"。

◉ 成功并不只属于年轻人

有些中年女性会在偶尔失败的时候感叹自己"老了，没有以前能干了"。其实，成功在什么年龄都是可能的，只是我们总在潜意识里是想给自己找到

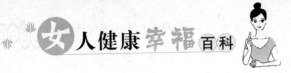
托词，找到一种合理化的理由。所以，大家需要正视年龄问题，不能总用一些合理化的说法来给自己的逃避找理由。

远离抑郁，开启幸福之门

女性很容易患上精神抑郁症，而且现代女性患抑郁症的年龄愈来愈年轻，病情愈来愈严重。现代社会对女性的要求越来越高，女性追求与男性共同发展的愿望也越来越强烈，生存压力增大、生活节奏加快，这些都对女生构成了巨大的精神压力，再加上女性天生敏感，容易自责，容易承诺并挑起重担，心理疏导不及时，就可能出现偏差。

面对精神抑郁，女性该怎样调适自己的心理状态呢？告诉你一个秘诀，那就是：让我们快乐起来。

这个秘诀并不深奥。想透彻一些，人生发奋努力、奔波劳碌，所求的不就是一份快乐充实、无悔无憾、恬淡饱满的心境吗？快乐的心情可以让每一个平淡的日子、每一段散乱的光阴鲜活起来、亮丽起来，快乐的心情可以把每一次挫折、每一次失败转化成下一次进取的动力。

有了快乐的心情，心胸就会豁然开朗如雨过天晴；有了快乐的心情，便如同清泉有了源头，叮咚欢歌，一路奔流；有了快乐的心情，生命就如顺风顺水随意从容，岁月亦如露立荷上晶莹透明；有了快乐的心情，我们就会有足够的力量去开启幸福之门。

快乐有两种，物质上的和精神上的。物质上的快乐可能源自你的努力，也可能来自旁人的施舍。如果是后者，那样的快乐是酸涩的。精神上的快乐则只能由你自己去创造。

告别自卑，做自信女人

很多女人看起来一副高高在上、一脸傲慢的样子，其实靓丽的衣衫下却藏着深深的自卑和猜疑。自卑让女人难以有所作为，也会使自己变得焦虑、颓丧；猜疑让女人神经过敏，对人失去信任，对自己也同样心生疑窦。这样一来，必然会损害到正常的人际关系。

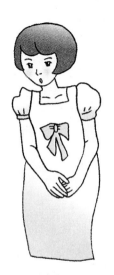

自卑和猜疑有着千丝万缕的联系，它们是一对孪生姐妹，联手损害着女性的心理健康。很多人的猜疑都是源自于自卑，比如说一个中年女人怀疑丈夫有外遇，这很可能是由她因年华老去而感到自卑衍生出来的。所以，女人只有从自卑的束缚下解脱出来，才能战胜猜疑。

◎ 认识自己

充分认识自己的能力、素质和心理特点，要以实事求是的态度，别夸大自己的缺点，也别抹杀自己的长处，这样才能确立恰当的追求目标。要特别注意对缺陷的弥补和优点的发扬，将自卑的压力变为发挥优势的动力，从自卑中超越。

◎ 相信自己

要相信自己的能力，学会在各种活动中自我提示：我并非弱者，我并不比别人差，别人能做到的我经过努力也能做到。认准了的事就要坚持干下去，争取成功。成功能使你看到自己的力量，变自卑为自信。

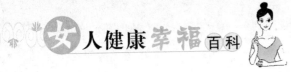

◎ 看重自己

不要总认为别人看不起你而离群索居。你自己瞧得起自己，别人也不会轻易小看你。能不能从良好的人际关系中得到激励，关键还在自己。要有意识地在与周围人的交往中学习别人的长处，发挥自己的优点，多从群体活动中培养自己的能力，这样就可以预防因孤陋寡闻而产生的畏缩躲闪的自卑感。

不要把时间浪费在猜疑上

猜疑通常总是从某一假想目标开始，最后又回到假想目标。只有摆脱错误思维方式的束缚，扩展思路，走出"先入为主"、"按图索骥"的死胡同，才能使猜疑之心在得不到自我证实和不能自圆其说的情况下自行消失。

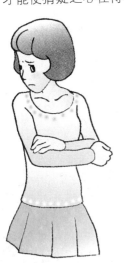

猜疑往往是心灵闭锁者人为设置的心理屏障。只有敞开心扉，将心灵深处的猜测和疑虑公之于众，或者面对面地与被猜疑者推心置腹地交谈，让深藏在心底的疑虑来个"曝光"，增加心灵的透明度，才能求得彼此之间的了解沟通，增加相互的信任，消除隔阂，排释误会，使猜疑获得最大限度的消解。

猜疑之火往往在"长舌人"的煽动下越烧越旺，致使人失去理智，酿成恶剧。因此，当人们听到"长舌人"传播流言时，千万要冷静，谨防受骗上当，必要时还可以当面给予揭露。

当我们开始猜疑某个人时，最好能先综合分析一下他平时的为人、经历以及与自己多年共事交往的表现，这样有助于将错误的猜疑消灭在萌芽状态。

女人一定要从猜疑中解脱出来，才能正确认识自己，找出自己的闪光点，发挥出自己的真才实学。当你的能力得到肯定时，自然也就无所谓猜疑了；重新塑造自己，完善自己，经过一番努力认识与改造后，你就会发现一个崭新的自我。

莫让害羞囚禁了你

有的女性在自己家里或在熟悉的人群中生活得非常自然，讲起话来流利自如，可一旦遇到陌生人，就会神经紧张、脸红、手脚没处摆、一个字都讲不出，这是一种人际交往的害羞心理。

其实，羞怯之心人皆有之。心理学家调查发现，美国有40%的成年人认为自己害羞，日本则有60%的人怕羞。美国一位心理学家还指出，害羞作为一种个性并不都是有害的。比如，害羞者比较可靠，通常不会说人长短，不会搬弄是非，能替人保守秘密。在工作中，害羞者大多数不显露锋芒，不爱出风头，只会默默地工作。还有，腼腆害羞的女性比较贤淑拘谨，不会叽叽喳喳，往往更令男性喜欢。然而，在人际交往中，害羞就成为了一个弱点，一种心理障碍，不仅会阻碍与别人的正常交往，而且会影响事业的成功。

要克服害羞心理，第一，要树立信心，因为害羞心理并不是病，仅仅是缺乏自信而已。第二，要认识到社会发展已进入信息时代，现代人时时处处都要与别人交往，接受新的信息，如果因为害羞而避免与人交往，等于把自己封闭起来，就不能很好地适应社会，所以害羞者应该培养与人交往的欲望，

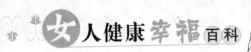

以便尽可能多地接受新的信息。第三，要勇于讲出第一句话，讲了第一句话，第二句和第三句就会源源不断地讲出，态度也会在不知不觉中变得自然了。有害羞心理的人，可以先在房间里对着镜子练，再对家人练，对同事、同学练。大着胆子与人交谈，经过多次锻炼后，就会慢慢克服害羞心理。再一次强调，克服害羞心理的关键在于勇敢讲出第一句话，哪怕是结结巴巴地讲也好。

欣赏音乐，为自己减减压

音乐是女性的良伴。音乐的魅力是无穷无尽的，或如《梅花三弄》婉转缠绵，或如《高山流水》气势磅礴，或如《二泉映月》哀婉动人，或如《梁祝》凄美断肠……当你万千心事聚心头，独上西楼，望断天涯，寂寞无处遣的时候，音乐就是最好的寄托，依水而立，一曲诉尽无限心事。

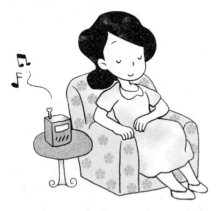

或许是女性的心境使然，那些节奏舒缓、意境深远的音乐，女性大多乐意欣赏。待人的态度、接物的分寸、工作的张力、处事的节奏，所有这一切都有一种乐感。那些喧闹嘈杂混乱的自然难以容忍，唯有那些美妙得让人如沐春风、心灵净化的天籁之音，才能与女性风格合拍，成为女性生活中不可或缺的重要内容。

说到底，欣赏音乐就是释放情绪，就是触发灵感，与其他无关。只要你能领悟其中的内涵，只要你有愉悦欣赏的感受，就已足够，因为真正的音乐其实就在你的心里，一旦焕发出来，你的身心自然会情不自禁地随音乐而舞。

心灵音乐及传统音乐都是现代女性最好的听觉来源。在办公室的背景音乐中，在寓所客厅环绕的音响之间，或者就是一个随身听，都能让你随时随地沉浸在音乐的洗礼中，让心灵在喧闹中恢复宁静与纯净。

不过，你的生活际遇和情绪变化也会影响你对音乐的选择及爱好，这种只可意会不可言传的阶段性欣赏习惯，其实正是自己成熟的心理变化造成的。你不用刻意去讲究什么欣赏的品位与方式，因为音乐是非常私人化、非常情绪化的东西，只要你自己觉得好听就可以。

音乐是女性心灵的伴侣，欣赏音乐可以荡涤心灵、缓释情绪，是心理治疗的有效手段。

大量的科学实验证明，人们在听音乐的时候，生理会发生很多变化，例如，肌肉电位（紧张度）下降、去甲肾上腺素含量增加（导致身体放松）、内啡肽物质含量增加（产生愉悦和欢欣感）等。音乐精神减压是音乐治愈的方法之一，其在音乐的生理功能的基础上，融合心理学中的肌肉渐进放松训练技术、催眠以及自由联想技术，使我们在不知不觉中达到生理和心理的深度放松。

如果什么都不做，仅让自己很单纯地享受音乐，这样更能滋养身心，带来更深层的心灵抚慰。

如果你每天早晨静静听上 15 分钟的音乐，再开始一天的工作，相信你一天的心情都会平和而快乐。听音乐时，让思绪自由地流动，你也可以准备一个本子，随时写下心中的想法。很多时候，许多在心中盘旋已久的问题都会随着音乐在不知不觉中得到解答。

挑选音乐不一定非得遵循某种模式，让你感觉好的音乐就是适合你的音乐，好好享受就是。

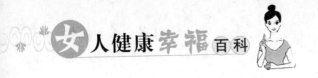

有一种智慧叫放下

"一笑而过"是一种豁达，拿得起也放得下；"一笑而过"是一种从容，"千斤重担压心头"时也能轻松自如地把重压卸掉。人生不如意十有八九，一个女人如果总把悲伤放在心头，她的生活也必然会变成一团糟。

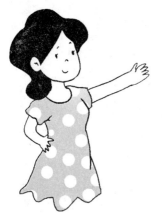

现实生活中，女人"放不下"的事简直太多了。长此以往势必产生心理疲劳，乃至发展为心理障碍。

英国科学家贝佛里奇指出："疲劳过度的人是在追逐死亡。"我国唐代著名医药家、养生学家孙思邈在论述养生良方时也说："养生之遭，常欲小劳，但莫大疲……莫忧思，莫大怒，莫悲愁，莫大惧……勿把忿恨耿耿于怀。"他指出，这些心理负担都有损于健康和寿命。事实的确如此，有的人之所以总感到生活得很累，无精打采，未老先衰，就是因为老习惯于将一些事情吊在心里放不下来，结果在心里刻上一条又一条"皱纹"，把"心"折腾得劳而又老。对女人来说，"放得下"主要体现在以下几个方面。

◎ 小事放得下

女人最爱在小事上计较。一根白头发、一条鱼尾纹足以让她们惴惴不安个半天，人际关系的一点小误会也会让她们反复叨念不已。每个女人都是要走向衰老的，一条鱼尾纹有什么了不起，为什么你只看到衰老却没有看到年龄增长带给你的万种风情呢？人与人之间总要发生一点小摩擦，是非曲直不可能永远分得清清楚楚，你对小误会揪住不放其实就是在自找麻烦。如果能对小事放得下，那可以算得上是聪慧的"放"。

◉ 钱财放得下

钱财朝来暮去，我们拥有它是为了幸福的生活，而不是为了炫耀或别的，女人如果在钱财方面太执著，就容易变得势利。李白在《将进酒》一诗中写道："天生我材必有用，千金散尽还复来。"如能在这方面放得下，那可称作是非常潇洒的"放"。

◉ 情放得下

人世间最说不清道不明的就是一个"情"字，生活中常有些女人为情伤风、为爱感冒，把爱情当成生命中绝不能割舍的一部分，被爱情折磨得死去活来。凡是陷入感情纠葛的人，往往会理智失控，剪不断，理还乱。若能在情方面放得下，可称得上是理智的"放"。

◉ 名放得下

据专家分析，高智商、思维型的人存在心理障碍的概率相对较高，其主要原因是他们一般都争强好胜，对名看得较重，有的甚至爱"名"如命，累得死去活来。倘若能对"名"放得下，就称得上是超脱的"放"。

◉ 忧愁放得下

现实生活中令人忧愁的事实在太多了，就像宋朝女词人李清照所说的："才下眉头，却上心头。"忧愁可说是妨害健康的"常见病"、"多发病"。狄更斯说："苦苦地去做根本就办不到的事情，会带来混乱和苦恼。"泰戈尔说："世界上的事情最好是一笑了之，不必用眼泪去冲洗。"如果能对忧愁放得下，那就是幸福的"放"，因为没有忧愁的确是一种幸福。

女人需要增强心理弹性，要能拿得起、放得下，拿起的时候举重若轻，放下的时候云淡风清。宠辱不惊的女人才能适应生活、享受生活。

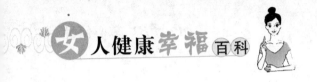

适时倾诉，释放你的情绪

　　随着生活节奏的加快和社会交际活动的增加，现代人越来越感到压力的存在，社会、工作、家庭的种种，让焦虑、烦躁、不安接踵而来。虽然适度的压力能给人以动力，但是如果在过大的压力面前仍然死死相撑，无疑是在透支生命、透支未来，因此减压已经成为人们生活中不可缺少的一个环节。

　　倾诉是一种很好的减压方式，然而并不是所有倾诉都能带来身心上的放松。如果没有采取正确的方法，倾诉者的压力不仅不能被缓解，还可能为自己增加不良情绪。尤其是对女性来说，学会正确地倾诉更是可以对缓解压力起到事半功倍的作用。那么，做到正确地倾诉都应该注意哪些问题呢？

◎ 选择正确的倾诉对象

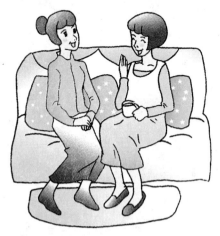

　　倾诉的第一步便是正确地选择倾诉对象。如果倾诉对象不能很好地体会和理解倾诉者的心情，不能对倾诉者予以帮助，或是不能给倾诉者足够的安全感，那么倾诉者就算倾诉欲望再强，倾诉得再多也无济于事，所以在倾诉中选择正确的倾诉对象非常重要。

　　通常情况下，给一个人带来压力的问题常常是贮存在内心的，也是很私人化甚至难以启齿的，所以倾诉者倾诉时更愿意自己的心事不被更多的人知道。因此，选择一个自己足够信赖的人是非常必要的。

人们在向人倾诉心底的不安和焦虑时，常常会将其转化为冲动和哭泣，在一个足够可以让自己放松下来的倾诉对象面前无所顾忌，任意地表达郁结在心头的忧伤和烦恼，从而使压力得到更好的释放，所以倾诉时应选择一个能够让自己放松下来的对象，以使自己的压力得到最大限度的缓解。

另外，倾诉对象不仅仅是一个倾听者，更应该是一个能帮助你解答心中困惑、为你提出宝贵意见的重要参谋者，这样你才能在倾诉后得到心理上的宽慰和思想观念上的升华，并且将其所提出的意见付诸于自己的生活之中，让自己的心态得到调整，使心理得到放松。

◉ 选对倾诉的时机和环境

倾诉并不是任何时候都可以进行的，不合时机的倾诉不仅不能给自己带来帮助，还可能会令人反感。如果你要倾诉的对象正处在繁忙之中，或是有某些不方便，不能耐心地倾听你的烦恼，你就要考虑选择另外一个时机了。最好是选在工作之余，倾诉对象比较放松，没有什么事情的时候，提前询问一下其是否方便，给其心理准备的时间。如果不行就另外约定时间，不要把倾诉不合时宜地强加给别人。

另外，与人倾诉应该选择一个相对安静的环境，最好不要有收录机、手机、电脑、电视机等因素的干扰，也尽量不要请其他人参与其中，要保证倾诉的完整和专注，以取得更好的倾诉效果。

◉ 切忌过度倾诉

倾诉能够使沉重的内心得到放松，减轻郁积在心中的烦恼，但并不是倾诉得越多越能帮助自身缓解压力。过多地将自己的烦恼和痛苦倾诉给别人，会使人感觉你并非在寻求帮助，而是将其当成精神垃圾桶，不仅不能得到别人耐心的宽慰，反而往往会使自己受到来自周围人的鄙夷。

即使是对于自己身边最亲近的人，也不能过度倾诉，因为在一味的倾诉

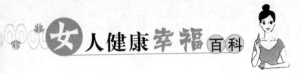

之中，你心头的不满会变得越来越强烈，甚至把事件极端化。如果倾听对象引导错误，很可能使你的心理变得更加脆弱，容易发现生活中的负面因素，并加以放大，从而使自己的承受能力越来越弱，对事对人的宽容度大大降低，最后使自己依赖于倾诉，形成恶性循环。

因此，适度的倾诉很重要。如果自己的倾诉欲望过于强烈，那么倾诉时就需要有所克制，提高自我心理修复能力；也可以选择将内心的苦闷写出来，通过文字加以倾诉，这样不仅不需要存有任何顾虑，也不会对别人造成影响。

遇事不看消极的一面

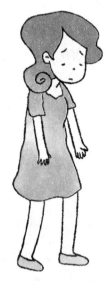

人世间的你我皆为凡人，我们无力延长生命的长度，但我们可以扩展它的宽度；我们不能改变天气，但我们可以左右自己的心情；我们不可以控制环境，但我们可以调整自己的心态。从何时开始，每逢过节时的心情从期盼变成了无奈？从何时开始，面对一段没把握的感情时开始退缩？从何时开始，看到锋芒毕露的职场新人开始感慨？……年龄与生活的不如意，似乎永远是女性心上的一道疤痕。的确，我们无法阻拦时间的流逝，但我们可以主宰自己的心态。人活着总要积极进取，积极进取就要有好的心态——凡事往好处想。

凡事都有"好"与"坏"之分，尤其是当它反射到我们心灵镜面上的时候，由于掺杂了主观臆断的因素，我们心中的"好"与"坏"也就偏离了原来的真实本质。凡事都要往好处想，如果你掉进一个池塘，说不定屁股口袋里会装进一条鱼！真正懂得如何快乐生活的女人，遇事从不看消极的一面。

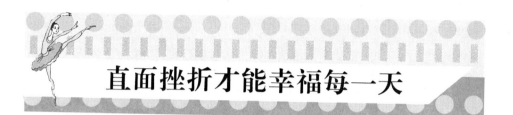

直面挫折才能幸福每一天

◉ 鼓劲法

我国前女排运动员，几乎个个都带有伤痛，都有失败的回忆，但她们并不因此放弃训练，而是以"世界冠军"的目标鼓励自己，不怕苦、不怕累、克服伤痛、提高技艺，终于登上了世界女排的顶峰，她们这种积极向上的健康心理状态，是很值得赞许的。

◉ 类比法

小王的自行车失窃了，心里很不高兴，去向小姐妹们诉说，谁知小姐妹们告诉她，张小姐刚买的一辆"凤凰"车不到3天就被偷走了，李女士一辆新"永久"车不到1周就失踪了。听了这些，又想到自己的丢是辆半新半旧的车，又有保险，可以索赔，这样一类比，小王的心情也就不太沉重了。

◉ 逃遁法

一项科研攻关项目进入了死胡同，反复努力总找不到正确途径，女科研人员可能会因此出现失眠、头晕、心跳、月经失调等症状，为了维护健康，不妨知难而退，请领导安排别人来攻关。一般情况下逃遁法是一种消极办法，但在心理负担太重而不能自我控制的情况下也不妨试用。

◉ 补偿法

小美容貌俏丽，一心想当电影明星，不幸出了事故面容被毁，这使她非

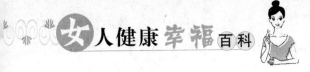
常伤心，但她努力练习发声，后来成为配音演员，补偿了她当电影演员的心愿。再如，曾有一位名画家，因病右手瘫痪，不能继续作画，丧失了艺术生命，遭受了十分严重的精神打击，可是她毅然用左手练习画画，经过艰苦努力最终获得成功，恢复了艺术生涯，精神上也得到了补偿。

◉ 自欺法

自欺就是自己欺骗自己，这在女性中是常用的手段。例如，女性感到自己年华已逝，身材不太健美，心理有阴影，便在服装的颜色和款式上动脑筋，使自己穿上这种衣服后，看上去仍旧年轻美丽，抵消心理上不快的愁绪。

◉ 自我安慰法

自我安慰法是一种建立在不确定事实基础上的心理抚慰法，常能起到很好的化解内心痛苦的作用。例如，某商店在出售削价化妆品，价廉物美，当你急匆匆赶到时，化妆品已售完，心中自然很失望。这时，你不妨设想：这种化妆品恐怕有质量问题，否则为什么要削价？

◉ 赎罪法

有些女性存在某些隐私，闷在心里难受，又不能对别人讲；还有的女性做过坏事，心理负担很重，她们希望通过一些善举为自己的过失赎罪。例如，救济乞丐、收养孤儿等，在做完这些事情之后，心理上也就轻松了。

◉ 升华法

人在遇到挫折后，内心充满激愤，然而经过冷静思考后，采取一种对社会有利的行为，制定一个对国家、对人民有益的目标去奋斗，这种做法叫升华法。升华法常被知识阶层的女性所采用，要有一定的思想觉悟和文化修养。例如，我国著名女画家潘玉良，在生活道路上屡遭挫折，她就是不甘心受命运的摆布，而将自己的精力全都投入到艺术中去，百折不挠，终于取得了令人瞩目的成就。

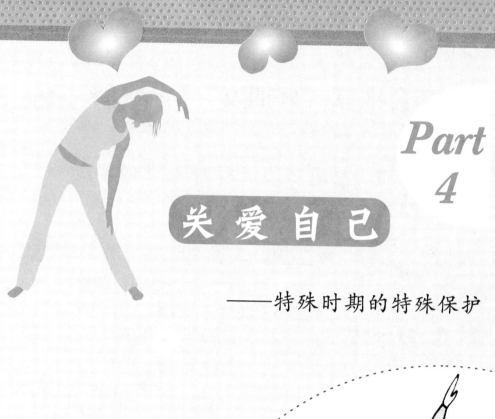

Part 4

关爱自己

——特殊时期的特殊保护

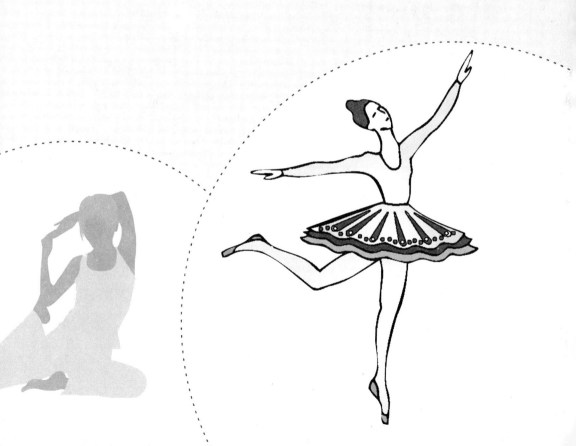

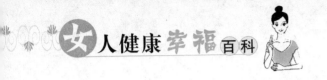

学会推算"好朋友"何时到来

女性在月经期间身体状态比较弱，有很多生活、工作上的忌讳，如果能提前预测准经期的到来，就能提前做好准备。月经的预测方法大概可以分成三种：日历法、体温测量法和自我观察法。

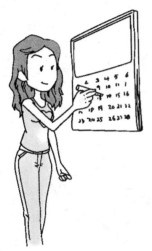

◎ 日历法

月经周期正常的女性可按照日历周期来计算，只要在上一周期的月经首日再加上每月月经周期的天数，就很容易预测下次月经的来潮日。用此法推测月经周期，前提是月经周期必须规律。利用日历法来判断经期是否正常，对于那些排卵比较正常的女性来说是行之有效的一种方法。

◎ 体温测量法

此原理是运用女性在排卵后会有体温增高的现象来测定排卵日的。在没有受孕且荷尔蒙分泌正常的情况下，一般排卵之后14天月经就会来临，所以可以很准确地预测到月经来临日。

体温测量法不能使用普通体温计，须用女性体温计，因为女性体温计的刻度变化较大，即使是很轻微的体温改变亦能显示出来。一般来讲，排卵前后体温只在 36.7℃ 上下产生极细微的变化，这种极其细微的变化只有用女性体温计才能测量出来。测量体温的时间一定要在刚睡醒时，也不可东想西想后再量，因为脑力消耗也会升高体温。

◉ 自我观察法

所谓自我观察法，就是通过观察白带的质与量来加以推断。接近排卵期的时候，白带会相当清澈，而且较平常多出 3 倍；一旦排卵后，就会呈现浑浊现象，而且相当黏滞，此时可以确定排卵已经发生，而排卵之后两周左右，就是月经来潮的时候。所以，通过观察阴道分泌物也可以推算排卵日，同时还可以顺着排卵日推断出月经来潮期。这可能是最容易的来潮测定法，但在正式使用此法之前，应先自我测试几次才会准确。

检测你的月经是否正常

月经是女性的一个象征，是女性朋友身体健康与否的"晴雨表"，通过月经的周期、颜色、经血量等可以预先判断很多妇科病，所以学会判断自己的月经是否正常对女性朋友们来说是非常重要的。

对于处在生育期的女性朋友来说，正常情况下，每个月都应该有一次月经来临，但有时月经也会像个淘气的孩子一样让人琢磨不定，有时先期而至，有时又迟迟不肯露面，多时如潮水汹涌，少时则如细雨缠绵。月经还会带给我们许许多多的烦恼，比如莫名其妙的烦躁、头痛、腹痛和腰酸等症状。

即使是那些来潮十几年的女性，也难以说清哪些情况下的月经是正常的，哪些又是不正常的。这些疑惑常常带给我们这样的后果：或者把正常的情况当作疾病，造成不必要的恐慌；或者忽视病情而贻误时机，导致病情加重。所以，女性应该有识别自己的月经是否正常的能力。一般来说，正常的月经应在适当的年龄出现，而且有正常的周期、经期、经量、经色和经质。

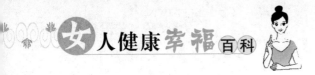
◎ 周期

女性一般在 13 岁左右月经开始来潮，到 49 岁左右则自行闭止，历时约 36 年。在此期间除去妊娠及哺乳期以外，月经通常是一个月来潮一次，因而称为月经。一般女子的月经周期是 28～30 天，但是也有人 40 天来一次，只要有规律，均属于正常情况。另外，月经容易受多种因素影响，所以提前或错后 3～5 天，也是正常现象。

◎ 经期

经期是指经血来潮的持续时间，正常人应为 3～7 天，多数人为 4～5 天。若平时月经很正常，又无其他明显的特殊诱因，出现月经提前或推迟 7 天以上，行经时间延长，则应考虑是否患有月经失调等病症。

◎ 经量

经量是指经期排出的血量，女性月经量的多少因人而异，一般是 30～100 毫升。由于个人的体质、年龄、气候、地区和生活条件的不同，经量有时略有增减，均属正常生理范畴。但如果每次月经量少于 20 毫升或超过 100 毫升，应考虑为月经病。

◎ 经色和经质

经色是指月经出血的颜色，正常经血一般为红色稍暗，开始色较浅，以后逐渐加深，最后又转为淡红色而干净，如果一直是鲜红色、紫红色或淡黄、咖啡色，均属不正常。经质是指经血的性状，正常情况下经质不稀不稠，不易凝固，无明显血块，无特殊气味。如果月经血又黏又稠，或清稀如水，或夹有较多血块，应注意是否有子宫肌瘤、贫血等病症。

◎ 伴随症状

月经期间，由于盆腔淤血及子宫流血量过多，可能有下腹及腰背下坠的感觉，待经血排出后，这种症状会减轻。但如果症状较明显，如痛经、经前水肿、行经期间情志异常等，均属病态，应及时就医治疗。

"好朋友"造访巧护理

　　月经是女性身体规律运动的标志。月经期间，女性缺乏雌激素及孕激素，子宫内膜因失去性激素支持而脱落，盆腔出现充血，常伴有下腹坠胀、腰酸感，还有一系列如情绪低落或暴躁、嗜甜食等情况出现。那么，该如何做才能保证经期顺畅呢？

◎ 注意卫生，每天淋浴清洗身体

　　最好能用温水每天淋浴两次，以保持外阴处清洁。因为在月经期，阴道原来的酸性环境被破坏，阴部抵抗力会明显下降，容易受到病菌的感染，此时细菌还很容易上行侵入阴道，造成逆行感染。所以，此时千万不能进行坐浴、盆浴，以避免污水进入阴道导致细菌滋生。

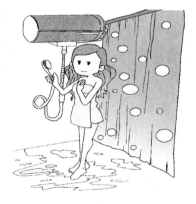

◎ 月经期穿的内裤不宜过小或过紧

　　月经期间穿臀围小的紧身裤会使局部毛细血管受压，从而影响血液循环，增加会阴摩擦，很容易造成会阴充血水肿；也不宜穿用化纤织品做的内裤，内裤的面料应以吸湿性、透气性均好的棉、麻织品为佳。

◎ 勤洗澡、勤换内裤

　　由于女性的尿道较短，尿道口在会阴部附近，细菌本来就容易侵入尿道，加上夏天气温高，人体出汗多，女性的外阴部汗腺又特别丰富，所以

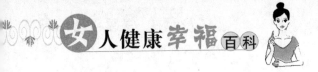

如果穿的内裤不干净，就易使外阴长时间潮湿，此时细菌繁殖得特别快，就会乘虚而入，引发尿道发炎，导致尿道充血水肿，并出现尿频、尿急、尿痛等症状。

月经过多，身体发出的"红色警报"

每次月经期出血量超过 100 毫升就被认为是月经过多，临床一般用"月经量过多"、"超过原月经量一倍以上"以及"有大量血块"等来形容月经过多。月经过多者其周期及经期可正常亦可不正常。

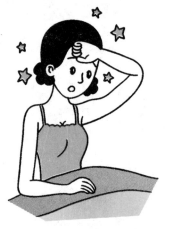

引起月经过多的原因如下。

（1）卵巢雌激素分泌过多，或较长时期刺激子宫内膜使其增生超过正常厚度，因而脱落时出血量增多。如某些无排卵型功能性子宫出血在闭经一段时间后，继之即会有阴道大出血。

（2）在月经过多的患者中，有不少是由妇科器质性疾病引起的，常见的有子宫肌瘤，特别是黏膜下子宫肌瘤、子宫内膜息肉等。

（3）患有全身性疾病如白血病、再生障碍性贫血、血小板减少性紫癜、严重贫血等血液病、肝病、高血压等。

（4）精神因素、劳累、产后、放环等亦可出现月经过多的现象。

（5）有少数患者自初潮后月经量一直较多，但并无其他异常，这可能是由于其子宫内膜螺旋小动脉血管较丰富，或血管脆性增加，易破裂或不易修复导致的。

当月经量多，特别是出现头晕、心慌、面色苍白等贫血现象时，应去医院检查，排除器质性病变。因为只有彻底治疗这些疾病，才能从根本上治好月经过多病症。

经量少的原因及预防方法

月经过少是指月经周期正常，但每次行经天数短于 3 天（正常行经天数为 3~7 天），经血量每次不超过 20 毫升。患者叙述一般为月经垫不能湿透或几乎不用垫、经血色淡或深等。引起月经过少的原因如下。

（1）垂体功能低下，卵巢分泌雌激素不足，因而子宫内膜增生不足，内膜较薄，脱落时出血量少。长期服用避孕药，由于对垂体功能抑制，某些患者也可出现月经过少。

（2）子宫本身病变，如子宫内膜发育不良、结核性病变破坏了部分子宫内膜，或多次粗暴刮宫损伤了子宫内膜等。

（3）少数女性初潮后经量一直较少，但其排卵生育功能均正常，可能系个体差异所致。

进行性月经减少常常是闭经的先兆。月经过少无特效的治疗方法，若为某些妇科疾病引起，则应以预防为主。主要的预防措施如下。

（1）预防结核感染，一旦感染应及时治疗。

（2）尽量少做人工流产，以减少对子宫内膜的损伤。

（3）避孕药应与其他避孕措施交替应用，以避免对垂体功能过度抑制。

女性在经期如何护肤养颜

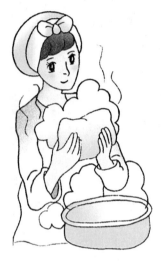

女性的皮肤变化与其特有的月经周期有关，因此女性护肤要遵循生理周期的规律。由于月经期体内的激素发生了改变，女性的皮肤也往往随之发生很大变化，主要表现为皮肤油腻，毛孔粗大，出现散在的粉刺、痤疮及毛囊炎，皮肤毛细血管明显，皮肤的敏感性增强而容易出现过敏反应，皮肤易受紫外线影响，经常出现黑眼圈等，但通常在经期过后可自然消失。

在经期前 1～2 天，皮脂腺的分泌比较旺盛，容易导致油脂过多，头油较重，肌肤失去透明感，且容易长粉刺，所以此时的护肤程序和护肤品要减少一些。月经期间宜每日用温水清洁皮肤 2～3 次，适当地用一些清洁霜，避免使用过多的化妆品，尽量使用不易导致过敏反应的或平时使用过而无过敏反应的化妆品，适当按摩皮肤，改善眼圈周围皮肤的血液循环以消除黑眼圈，并使用防晒和祛斑品。

月经期间还应摄入丰富和均衡的饮食，多饮水，以补充体内的营养血容量，同时需保持稳定的情绪和良好的心境，以减轻月经期间皮肤的变化。经期结束后的 10 天是体内雌激素分泌旺盛期，是肌肤新陈代谢快速、易吸收养分的好时机，应给予肌肤更深层的滋润，使用高品质的营养品，以增加肌肤的滋润与光滑。

经期乳房胀痛，应如何调理

乳房的生长和发育直接受卵巢分泌的雌激素和孕激素的影响。雌激素使乳腺管发育，孕激素与雌激素协同作用，使乳房的腺泡发育完善。在月经前期，体内雌激素和孕激素的水平明显提高，使得乳房上皮组织增生，腺泡加速生长，间质充血水肿，会出现一侧或两侧乳房胀痛，甚至还会在胀痛的乳房上摸到大小不一、质地结实的肿块，而到月经来潮之后，体内激素水平大大降低，乳房的充血肿胀也就自然减轻直至消失。

因此，少女对此应有所了解，不要因乳房胀痛而忧虑和恐惧，一般也不需要进行药物治疗。只要在月经来临前或行经期间注意劳逸结合，少吃咸食，保证足够的睡眠，就有助于减轻或消除乳房的不适症状。

有些食物在经期不能碰

多数女性在月经来潮前会出现轻微的乳房胀痛、胃不适、腹胀、易怒、忧郁等症状，这主要与体内雌激素分泌过多及胰岛素分泌改变和苯酚代谢减弱等因素有关，如能在经前注意饮食，就可以减轻或消除这些症状。

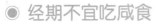
◎ 经期不宜吃咸食

咸食会使体内的盐分和水分储存量增多，月经来潮前出现的头痛、易怒、激动等症状均与此有关，所以月经来潮前 10 天开始就应吃低盐饮食。

◎ 忌油腻的食物

经期应避免食用油腻的食物，因这类食品会刺激子宫、输卵管收缩，从而诱发或加重痛经。

◎ 少吃或不吃生冷食品

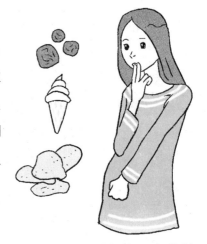

月经期间吃生冷食品一方面损伤脾胃，有碍消化；另一方面易损伤人体阳气，阳虚生内寒，容易造成血行不畅，出现经量过少、痛经、有血块以及小腹寒痛等。因此，经期食物以温热为宜，冬天可适当吃些龙眼肉、羊肉等，以补身体之虚。

◎ 不宜饮浓茶

这是因为浓茶中含有咖啡碱，咖啡碱对神经系统和心血管都有一定的刺激作用，能使人兴奋，基础代谢增高，容易发生痛经、经期延长和经血过多。经期中的女性在经血中会流失大量高铁血红蛋白、血浆蛋白和血红蛋白等，所以在经期和经期后应多吃含铁丰富的食品来补充。浓茶中含有高达 40% 的鞣酸，在肠道中极易与食物中的铁质结合而沉淀，妨碍肠黏膜对铁元素的吸收，容易导致缺铁性贫血。

◎ 不宜多喝饮料

在经期多饮汽水、可乐等饮料，会导致月经期铁质缺乏症。因为饮料中多含有碘酸盐，它与人体内的铁质发生化学反应，可将那些有用的铁成分变成无用的废物，而女性随着经血本就要流失部分铁质。所以，女性朋友，特别是青春少女，在铁的需要量比任何时候都要多的经期，不要多喝饮料，以免因缺铁而发生贫血。

◎ 忌食酸性食物

中医学认为，经期如食酸性食物，会使经血涩而不畅，致月经量少、痛经或闭经。所以，经期应少食醋、柠檬、梅、李子等酸味之品，以利于经血通畅。

养生小妙方，解决痛经的困扰

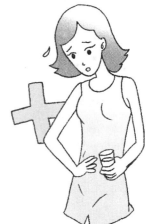

女性痛经是指女性在行经期间或月经前后下腹部出现的痉挛性疼痛或持续性疼痛，而且还会伴有恶心、呕吐、腰酸、乳胀甚至昏厥等现象。痛经严重困扰着女性正常的工作和生活，但是通过日常预防和治疗是能得以减轻或消除的。以下介绍几种避免痛经困扰的方法，以便为女性解忧。

◎ 保持心情放松

多数痛经的女性都会有对月经心存恐惧，但心情过分紧张实际上也会加重经期腹痛的程度，所以痛经的女性在心理上应消除紧张情绪和对痛经的恐惧感，避免过度劳累，保持心情愉快，这样才能够减轻痛经给身体带来的影响。

◎ 保暖御寒

女性经期御寒能力下降，受凉即易引发疾病或痛经。多喝热水或在腹部放置热敷垫或热水瓶，可以保持身体温暖，加速血液循环，松弛充血的骨盆

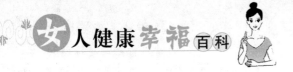

部位及痉挛，减轻痛经的症状。

◎ 服用维生素 B_6

维生素 B_6 有稳定情绪和缓解疼痛的效果，对经前紧张症有显著疗效，所以经前可以尝试服用维生素 B_6，剂量一般为一天 50～150 毫克，不可过食，核果类、豆类、香蕉和全麦食物等也是维生素 B_6 的较好来源。

◎ 补充矿物质

镁能使神经激素作用的活性物质维持在正常水平，在月经后期，镁元素还能起到消除紧张心理、缓解压力的作用。而钾在神经冲动的传导、血液的凝固过程以及人体所有细胞的机能发挥方面都有重要作用，能缓和情绪、抑制疼痛、防止感染，并减少经期失血，所以在月经前夕及期间，增加钾及镁的摄取量能帮助缓解痛经。

◎ 服用止痛药

阿司匹林和扑热息痛有治疗痛经的作用，这些药物中含有能抑制前列腺素作用的成分，痛经时用牛奶送服能有效治疗痛经并防止药物伤胃。

◎ 妇科检查

痛经分为原发性和继发性，原发性痛经是由子宫内膜合成的前列腺素引起子宫剧烈收缩引起的，继发性痛经是由子宫内膜异位症、盆腔炎、子宫腺肌症、子宫肌瘤等妇科疾病或者在子宫内放置节育环引起的。所以，以前从未发生痛经的女性如果出现痛经现象，应去医院检查，确定痛经发生的原因之后，再针对原因进行治疗。

◎ 脚部按摩

在脚踝两边的凹陷处有被认为是和骨盆部位气路相通的指压点，用双手拇指轻轻捏按，并慢慢沿着跟腱向上按压，直到小腿部位，每侧按压数分钟，有减轻腹痛的作用。

◉ **腹部按摩**

自月经之前一周开始，直到月经结束 3 天以后，每天先用拇指点按肚脐、归来、气海、中极、关元、三阴交各半分钟，再换作仰卧位用手按摩脐下腹部 3 分钟，再从肚脐向阴部前方高骨（即耻骨联合）推摩 30 分钟，可有效缓解腹痛。

女性闭经，生活有 4 忌

◉ **忌情志不调**

临床上发现，不少闭经女性都有长期精神创伤、精神过度紧张、情绪过度抑郁的病史，青春发育期的闭经少女更是如此。中医认为，七情内伤，肝气郁结不达，气机不利，血滞不行，冲任不通，则经闭不行。但情志不调所致闭经大多是功能性的，通过良好的心理调养，保持舒畅心情，摒除不良情绪因素的影响和干扰，就能够保持气血流畅，预防闭经的发生。

◉ **忌经期或月经前涉水受寒**

月经期或月经前，血室正开，此时若冒雨涉水，或衣薄劳作感受寒邪，血为寒凝，寒之收引，使血管收缩，加重血液凝滞，便可形成闭经。所以，在月经期及经前，应防止受凉、淋雨、下水劳作、用冷水洗脚，一定要注意保暖，防止受寒。

◉ **忌房事过频**

女性房事过频会损伤肝肾，以致肾精亏损，肝血虚少，无精化血，冲任失养，可能慢慢形成闭经。另外，还应减少或避免人工流产，以免影响

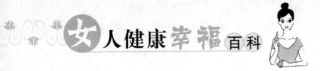

子宫内膜的增生，导致闭经。

 忌哺乳期过长

哺乳期一般以在小儿1周岁半前结束为宜。假若哺乳期过长，一来不能满足婴儿生长所需的营养要求，二来消耗母体的正气，导致营养不良，影响下丘脑部及垂体激素的合成和分泌。乳汁为精血所在，哺乳时间过长会使精亏血少，导致闭经，所以要避免哺乳期过长。

哪些症状表明步入更年期

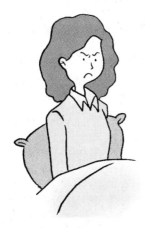

仔细想一下，女人的一生其实是很辛苦的，特别是在青壮年时期：学习、工作、事业、家庭、生儿育女。经过几十年的劳碌，事业有成、儿女长大成人时，女人似乎终于可以过上轻松惬意的生活了，可偏偏这个时候，女人最怕的更年期又到了。自古美人如将军，不许人间见白头，红颜老去确实是一件令人可惜的事情，但是更年期真的就意味着你已经老了吗？不了解更年期，把它视为洪水猛兽而忧虑不已，这样的女人才更容易走向衰老。如果我们对更年期有足够的了解，我们就会发现处在更年期中的女人也可以生活得快乐从容。

更年期长短不一，因人而异，一般来说都是开始于40岁，历时可达10年甚至更长。更年期的到来往往有一些先兆，掌握了这些，你就可以预测自己的更年期。

更年期最早也是最明显的症状，是血管舒张和收缩失调的一系列表现，如潮热、出汗和心慌。此症状少则一年半载，多则四五年会自行消失。其次是自主神经系统功能失调，如疲乏、注意力不集中、抑郁、紧张、情绪不稳、易激动、失眠、多疑、健忘、肢体感觉异常（有蚁行感、麻木、沉重、痉挛）、头晕、耳鸣等，这些症状不一定都出现，且每种症状的轻重程度及发作频律各不相同，可以多样化。其他症状如骨骼疼痛、骨质疏松、冠心病、高血压病、动脉硬化、各种代谢及营养病，以及泌尿系统和生殖道不适症状，在临床上虽然不如血管舒缩和自主神经功能失调症状那样困扰患者，但这些改变多半是不可逆的病理状态，常持续到老年期，或加重，或引起其他并发症，威胁健康和生命，应予以充分注意。

多数更年期女性由于卵巢功能减退比较缓慢，因此机体的自身调节和代偿足以适应这种变化，不会有或仅有轻微症状。但有些人，由于种种原因，雌性激素水平的下降速度比较快或突然，或同时有一些较强的外因，与雌性激素水平的变化共同作用，超过了机体和自主神经能承受的程度，从而出现一系列程度不同的症状，通常将这些症状称为更年期综合征。

女性对更年期的 10 大误解

女性 40 岁以后，就开始担心是否快要进入更年期了。近日，美国某网站刊登了一篇来自澳大利亚的调查，被访者为更年期女性，结果显示 71.6% 的女性对更年期存在相当程度的误解。澳大利亚妇科专家拉塞尔分析认为，女性对更年期的误解主要集中在四大方面，具体体现为十个问题。

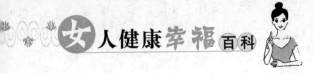

◉ 关于生理

误解一：体重会增加。调查发现，一半以上的受访者认为更年期的女性体重会增加。事实上，并不是所有女性都会在这个时期"发福"。拉塞尔解释说，女性绝经后体内的能量代谢率下降，消耗掉的能量的确比以往减少。但研究表明，从年轻时就坚持每天进行一定量的规律锻炼，并在这个阶段有意控制饮食，不吃过多高能量的食物，更年期女性的体重完全可以保持如少女一般。

误解二：记忆力下降。46%的女性认为自己记忆力下降与更年期有关。更年期确实容易出现一些情绪波动，但不是记忆力衰退。记忆力下降与年龄增长有关，人在衰老的过程中大脑会逐渐萎缩，男女都一样。

误解三：雌激素减少对身体不会有影响。55%的受访女性如此认为。但多项研究证明，女性失去雌激素保护之后，患心脏病、骨质疏松、糖尿病、结肠癌等疾病的风险均会增加。

◉ 关于心理

误解四：更年期最抑郁。将近90%的人认为在女人的一生中，更年期是最容易发生抑郁的时期。但是，多项调查表明，如今30多岁的女性抑郁的比例远远高于更年期女性，这与现代人生活压力增大、节奏加快直接相关。

误解五：每个女人都会出现明显的更年期症状。超过80%的女性如此认为。研究发现，在45~55岁的女性中，15%~25%的女性无明显异常感觉，75%~85%的女性可出现或轻或重、或多或少的临床症状，只有15%的人症状严重需要治疗。

◉ 关于时间

误解六：50岁左右才到更年期。一半以上的女性如此认为。拉塞尔解释说，女性更年期的平均年龄是45~55岁，但近年来有提前的趋势，1%的女性40岁甚至更早就进入更年期。

误解七：更年期持续不会超过5年。63%的人认为更年期最多会持续5

年。但实际情况是，这个过程会持续 6～14 年。

◉ 关于性

误解八：性欲减退。92.6% 的被访者如此认为。事实上，性行为是一种生理和心理的综合产物，人类的性行为完全可以不与性激素水平平行，因此，不少女性在 50 岁以后性欲反而增强。研究显示，50% 的女性在更年期性欲并未明显改变。

误解九：绝经后不会怀孕。90% 的女性如此认为。事实上，进入更年期的前几年，包括绝经后一年之内，还是有可能会怀孕，所以如果不想收到"意外的惊喜"，还是要做好避孕措施。

误解十：绝经的女性不易传播性病。73% 的女性如此认为。其实，不论年龄多大，生育能力如何，任何人都可能传播性病。

"多事之秋" 更需好心境

更年期期间，儿女已长大成人，工作已轻车熟路，但也面临着儿女将独立、自己要退休等问题。在身体不适时，更年期女性常会有一种失落感、孤独感，易加重情绪的波动，平时少言寡语的人会忽然变得爱唠叨、喜怒无常，更有甚者哭闹一阵了事，平时开朗活跃的人也会突然变得忧郁沉默。这些习惯的改变，

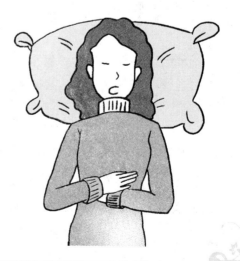

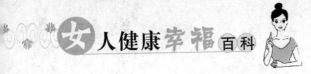
常使家人或周围工作的人不能适应、不能理解，也会给自己带来烦恼。

临近更年期时，要知道更年期可能出现的情况，正确地认识到更年期是人生旅途中的一段必经之路，掌握必要的保健知识，以乐观和积极的态度对待老年的到来，消除无畏的恐惧和忧虑。症状明显者，应及时到医院就医。可服用少许镇静药，有些维生素也有助于调节自主神经功能。在医生的指导下补充适量的激素，既能缓解更年期综合征的症状，又能调节钙盐代谢、促进骨质对钙的吸收、防止发生骨折、减少冠心病的发生等。

身体无其他慢性病的健康女性，可适当多做些工作，退休后也可在社会上、街道上多做些工作、多与人交往，以意识到自己还是对社会有用的人。子女要多体谅父母，不仅让她们物质生活幸福，更要在感情上多给一分理解、多给一分关爱，使她们感到家庭的温馨，保持愉快的心境，安然度过更年期、老年期。

开心度过更年期的饮食疗法

合理膳食是更年期女性保持身体健康的重要因素之一，要想安全、顺利地度过更年期，在日常生活中宜遵守以下饮食法则。

◉ 减少热能摄入

更年期女性容易发生肥胖，据报道，更年期和绝经期肥胖者占10%，这是因为女性的内分泌在更年期时发生变化，使摄食中枢失调，随着年龄的增长，活动量减少，体内消耗热能也随之减少，造成热能过剩而引起肥胖。肥胖又会导致糖代谢异常，促使动脉硬化的形成和发展，增加心血管疾病的发病率。所以，更年期女性要控制饮食，特别是要控制脂肪和糖类的摄入。合理分配三餐，早、中、晚三餐的数量分配最好分别占全天总热量的 30%、40% 和 30%，尤其是晚餐，应选用低动物脂肪、热能稍低且易消化的食物，以八成饱为佳，并且睡前不宜吃食品。

◉ 饮食要清淡低脂

更年期女性要注意膳食中脂肪和胆固醇的摄入量，要少吃或不吃富含胆固醇和饱和脂肪酸的食物，少吃动物油脂，多吃植物油，多吃蔬菜、水果、鱼类等含胆固醇少的食物。多吃大豆制品，因为它们富含植物性蛋白，大豆蛋白可使血胆固醇含量明显降低。多吃颜色深的新鲜蔬菜和瓜果，以增加膳食纤维、B 族维生素、维生素 C 和维生素 E 以及无机盐、钙、铁的供给。多吃富含纤维素的食品，如豆芽、韭菜、芹菜、竹笋、萝卜、青椒、苹果等，以增加胃肠蠕动，促进胆固醇的排泄。

◉ 低盐饮食，多吃富含钙、铁的食品

更年期女性由于内分泌的改变，可能会出现水肿、高血压症状，有高血压家族史的更年期女性，摄盐量每天要控制在 3～5 克。更年期女性体内雌激素水平降低，骨组织合成代谢下降，容易发生骨质疏松，会增加骨折的发生率。若钙质不足，将加重情绪波动，因此更年期女性要经常食用含钙质高的食品，如乳类及乳制品、海产品、虾皮、海带、紫菜、骨粉、芝麻酱、骨头汤等，钙供给量每天不应少于 1 克。铁对造血功能有重要作用，因此还要多吃含铁高的食物，如黑木耳、海带、芝麻酱、猪肝、黄豆、芹菜、香菇、苋菜、田螺等。

◉ 营养要均衡

饮食合理搭配。更年期女性对能量的摄入可适当降低，一般可减少 5%。但要补充高质量蛋白质，如瘦肉、乳类、蛋类、禽类、豆类等。适当食用植物油，少吃动物脂肪。多吃新鲜水果、蔬菜以及富含钙、铁的食物，同时注意摄取含锌的食物，如牛奶、海产品、猪瘦肉等。还要多吃富含硼的食物，

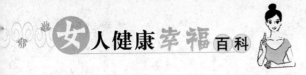

如苹果、葡萄等，这样可以防止雌激素水平降低。在饮食搭配上应做到荤素搭配、粗细搭配，饮食多样化。

◎ 饮食定时定量

改变不良饮食习惯，合理安排一日三餐。饮食要定时定量，细嚼慢咽，不挑食、不偏食。每天要多饮水，以防引发心脑血管疾病。安排好一日三餐，本着"早上吃得好，中午吃得饱，晚上吃得少"的原则去搭配。早上吃得好，是指质量要好，如吃些牛奶、鸡蛋、麦片、豆浆等；中午吃得饱，指数量足，食物种类丰富，主副食多样化；晚上吃得少，是指数量和质量上都要有控制，以八成饱为佳，饮食以清淡为宜，若晚餐吃得太多太好，既会影响睡眠，又会使过多的脂肪堆积造成肥胖，同时要在烹调和花色品种上注意科学合理搭配。

更年期如何进行卫生保养

讲究个人卫生是预防疾病发生的重要措施，进入更年期的女性更应注意个人卫生，特别是外阴、口腔和皮肤卫生。

◎ 阴部卫生

进入更年期后要坚持每天清洗外阴。因为更年期性激素分泌减少，外阴、阴道的局部抵抗力明显下降，如不注意卫生，常可引起局部细菌性感染，且易上行诱发阴道炎、尿道炎和膀胱炎。一般要求每晚睡前用清水或 1：5000 的高锰酸钾冲洗外阴，并勤换内裤。内裤应为纯棉制品，忌穿化纤内裤。如有老年性外阴炎、阴道炎，可用硼酸、乳酸稀溶液冲洗外阴或坐浴，也可用茵陈、苦参等中药煎水冲洗外阴或坐浴。如有瘙痒，千万不要用手抓，也不能用开水烫洗，以免加重病情。

◉ 口腔卫生

更年期女性因为牙齿松动、牙冠磨损、牙龈萎缩，牙周病、口腔疾病的发生率明显增加，因此必须注意口腔卫生。首先，要养成饭后漱口、早晚刷牙的习惯，尤其是睡前刷牙，还应注意刷牙的正确方法；其次，有口腔疾病及龋齿时，要积极治疗，需要装假牙者一定要及时镶补。

◉ 皮肤卫生

更年期由于皮脂腺和汗腺的分泌、排泄功能有所下降，皮肤的屏障作用减弱，而且皮肤的弹性降低，皱纹及脱屑增多，容易引起皮肤感染和皮肤瘙痒症，因此要注意保持皮肤的清洁、卫生。要勤洗澡，一般每周至少洗 1 ~ 2 次，洗头时水温不宜过高，不要用碱性太强的洗发水，以免损伤头皮。要勤换内衣裤，限于条件不能经常洗澡者更应注意勤换内衣裤。另外，可做全身皮肤自我按摩，以减慢皮肤衰老，尤其是面部皮肤的按摩。

更年期女性应警惕癌症来袭

更年期是妇科常见肿瘤和乳腺癌的高发年龄，更年期女性宜重视防癌检查，切忌忽视，以做到早发现、早诊断、早治疗，这样可以提高生活质量和生存率。

妇科检查在我国不少地方都已形成制度，更年期女性要主动参加，每 2 ~ 3 年至少检查一次，也可定期去妇科门诊检查。

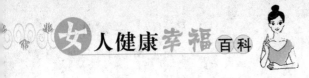
　　妇科检查是对女性生殖系统进行的全面检查，一旦发现异常情况如炎症、肿块等，就可以及时治疗，因此可以防止某些疾病的蔓延和恶化，如子宫颈炎等。

　　通过子宫颈刮片的细胞学检查，可以对无症状的早期癌症患者做到早发现、早诊断和早治疗，能提高防治的效果，同时还可以发现癌前期病变，采取必要的预防措施防止癌变。同时还要学会乳房检查方法，以便及早发现没有症状的乳腺肿块，及早就医。

Part 5

赶走疾病

——扫清体内的疾病木马

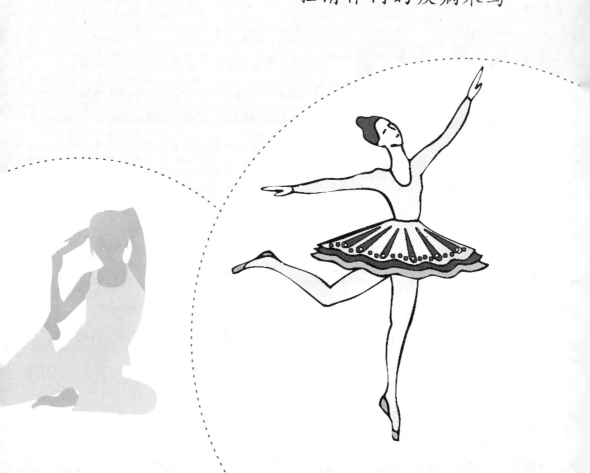

了解自己的私密部位

再奔放不羁的女性遇到妇科问题，都有难以启齿的时候，特别是对自己最切身的"那个部位"有许多疑惑，却不知从何问起。在你身体的器官中，生殖器恐怕是被列为最羞于与人谈论的部位。既然如此，那么就让你自己来检视吧！首先得去除对它的忧惧感，敞开胸怀认识它。我们特别请专家会诊你最有可能面临的有关阴道方面的问题，同时告诉你如何与它进行亲密对话。

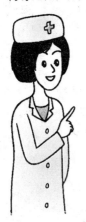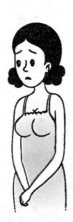

◎ 阴道的秘密

（1）阴道的大小一般从阴道口到子宫颈大约有7.5厘米，但是在性交时，它的容量是有弹性的，可以容纳任何大小的阳物进入。

（2）阴道内部距阴道口约2/3阴道长度的区域，较之阴道前端要敏感得多。

（3）虽然不是所有的女性都有高度敏感区（G点），但有G点的女性，它的位置通常在阴道前壁，距阴道口3厘米左右的地方。

（4）一般来讲，阴蒂的末梢就像阳具的阴茎头一样有较多的末梢神经，阴蒂的大小直径约为0.5厘米左右。

（5）持久的性活动会让阴道维持弹性，让阴道一辈子都要以进行此种性活动而欢愉。

◎ 分辨分泌物是否正常

不正常的分泌物呈微黄至绿色，有腥味；正常的分泌物则是较纯的白色，黏度视月经周期而定，在排卵期较少且干净，排卵期结束后较多。女人多少都会有一定量的分泌物。如果以前不曾有而是最近才有也不必惊慌，不了解的女人会以为自己染上了疾病，但这是正常的，除非出现痛痒、发热或发生有异味的情形，否则就不必在意它。

◎ 分辨细菌是否感染

阴道内的细菌很多，其中酵母菌、真菌、细菌或滴虫酵母菌感染最常出现的症状是阴道周围的瘙痒症状；细菌感染则多是经由性交而感染，会出现阴道内发红发热、有黏稠状、有异味的分泌

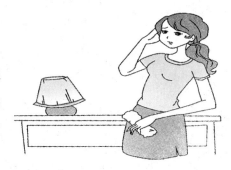

物；滴虫感染也是经由性交感染，会出现黄色或绿色的分泌物。后两者的治疗方法都是使用抗生素，如果不加治疗，细菌感染会引起骨盆腔发炎，严重者将导致不孕；如果在怀孕期间感染滴虫而不治疗则有可能导致胎儿早产。

◎ 子宫内避孕器和杀精剂对身体造成不良影响

使用子宫内避孕器的女性，易患泌尿与生殖系统方面的疾病及受到酵母菌感染，因为避孕器是固定在子宫内的，在性交后6小时内，细菌容易游移到膀胱而引起感染；而杀精剂的功能在于杀死精子，也可能引起过敏反应。

◎ 乳胶保险套过敏

虽然乳胶保险套能提供最好的保护，使人体免疫系统免受病毒侵犯，但会引起过敏的人，则要改用聚胺脂材质的保险套。两者在一般药房都可以买到，但后者的缺点是它比乳胶保险套避孕和抗菌的效果略差。

自测是否患有妇科疾病

统计资料表明，95％的女性都患有不同程度的妇科病，其中5％由于病情严重而丧失生活和工作能力。女性对于自己的关爱应从自身身体开始，自我监测、自我保护是最好的办法。

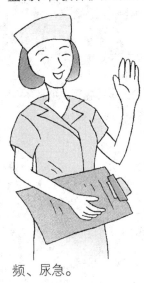

白带异常是妇科病的先兆。在正常情况下，女性在经期前后及排卵期会有少量白带，好似蛋清样，无异味。如果白带在量、色、质、气味等方面发生了异常变化，则说明可能已经患上了如下妇科疾病：

（1）霉菌性阴道炎：白带量多，呈凝乳状或豆渣样，无特殊气味，同时伴有外阴瘙痒。由白色念珠菌引起，可反复感染。

（2）滴虫性阴道炎：由阴道毛滴虫引起，白带呈黄绿色泡沫状，有异味，伴外阴瘙痒、灼痛、尿频、尿急。

（3）老年性阴道炎：是由于绝经后抵抗力减弱、易受细菌感染所致。其症状为白带增多，色黄呈水样，严重时为脓性，带臭味。

（4）宫颈炎及宫颈糜烂：白带量多、有异味、带血丝，伴有腰酸腹痛、月经不调。

（5）盆腔炎：白带呈脓性，月经周期紊乱，量多。下腹部胀痛，向大腿两侧放射。

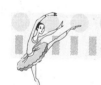

妇科病来了也会有信号

妇科病的症状多种多样，依病因而不同，有些妇科疾病可以引起全身性症状，有些则只有局部症状。择其主要者归纳于下：

（1）外阴、阴道痒或痛。

（2）阴道分泌物量、色、气味与性质的变化。白带量增多、减少（干燥）；黄色、粉色或咖啡色；有臭味；质稀薄如水、脓性或呈凝乳块状，均为异常。

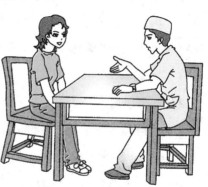

（3）月经异常。包括初潮过早、无月经、闭经、周期紊乱、经期延长、经量增多、淋漓出血以及在周期的不同时间出现明显的不适症状等。

（4）疼痛。急性或慢性下腹痛，还可伴有腰骶部疼痛或下坠感。

（5）肿物。下腹包块、脱出阴道的肿物或外阴新生物。

（6）性功能障碍。性交失败、困难、疼痛；性欲减退、亢进等。

（7）全身症状。如休克、发热、贫血、消瘦、腹胀、恶病质等。

（8）其他不孕或生育问题。

凡有上述症状的女性应及时到医院妇科就医。其中阴道多量出血、急性下腹痛、下坠、伴或不伴不规则阴道出血、高热或休克的，属于妇科急症，需要立即就医。

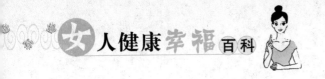

什么是真菌性阴道炎

真菌性阴道炎是一种由白色念珠菌（真菌）感染所致的常见阴道炎症，其发病率仅次于滴虫性阴道炎。阴道 pH 值为 5.5 时最适于真菌繁殖，当阴道内糖元增多时，阴道内的酸性增强，真菌就可以迅速繁殖，从而引起炎症，故多见于孕妇、糖尿病人及接受大量雌性激素治疗者。长期应用抗生素者，改变了阴道内微生物之间的互相抑制关系，可使真菌得以大量繁殖，亦能引起感染。真菌性阴道炎与脚癣有密切关系，如果本人或家属患有脚癣，就有可能通过公共脚盆、擦脚布带进阴道而发病，也可通过性交进行传播。

治疗真菌性阴道炎应首先消除病因，糖尿病患者应停用抗生素、雌激素、肾上腺皮质激素等；勤换内裤，用过的内裤、毛巾等应用开水烫洗。治疗时可用碱性溶液，如2%~4%碳酸氢钠（即小苏打）液冲洗外阴和阴道，10 次为 1 个疗程，以改变阴道内的酸性环境，使其不利于真菌生长。

还可以在阴道内使用抗真菌药物，如制真菌素栓、达克宁栓或米可啶泡腾片，每次1~2片，每晚1次，塞入阴道深部，连用7天。外阴部可涂抹米可啶霜、克霉唑软膏或制真菌素软膏，还可加用口服达氟康150毫克或氟康唑150毫克，每日1次，连服3日。真菌性阴道炎可以通过性交传染，所以在治疗期间应避免性生活，或采用避孕套，以防互相交叉传染。有脚癣又有真菌性阴道炎者应同时治疗，如果只治阴道炎而不治脚癣，还会出现反复感染。

警惕滴虫性阴道炎

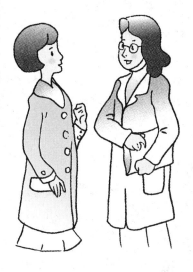

滴虫性阴道炎是妇科常见病之一，由阴道毛滴虫引起，是一种传染性疾病。阴道毛滴虫对外界环境适应性强，存活时间长，传染性强，不仅能寄生在女性阴道、尿道和尿道旁腺等处，还可寄生在男性的尿道和前列腺中。滴虫性阴道炎可通过性交直接传染，也可通过公共浴池、游泳池、坐式马桶、脚盆等间接传染。此病患者用灭滴灵治疗效果很好。它可以杀死滴虫，每次口服 200 毫克，每天 3 次，7 天为一疗程。口服灭滴灵后，少数人可出现胃肠反应，偶见头痛、皮疹等，停药后反应可消失。灭滴灵可通过胎盘进入胎儿体内，并由乳汁排泄，所以孕早期和哺乳期不宜服用，应以外用药为主。常用外用药有甲硝唑泡腾片和曲古霉素等，在医生指导下使用。滴虫性阴道炎多于经后复发，故在治疗后仍应每次月经后复查白带，连续 3 次阴性方为治愈。治疗时，应注意坚持男女双方同时治疗，禁止房事，以防止交叉感染。所用毛巾、内裤等应煮沸消毒，衣裤勤洗勤换，不要放在卫生间阴干，要放在日光下暴晒，室内要经常开窗通风。

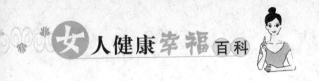

外阴瘙痒，注意卫生很重要

外阴瘙痒是一种常见的妇科症状，多发生在阴蒂和小阴唇附近，也可发生在大阴唇、会阴或肛门周围。瘙痒常为阵发性或持续性。引起女性外阴瘙痒的原因很多，常见的有阴道炎、湿疹、对药物或化学制品过敏、寄生虫感染以及不注意外阴部卫生等。因此出现外阴瘙痒时应根据病因对症治疗，以免因治疗不当使症状加重或转为慢性，使外阴皮肤变厚、粗糙，甚至发生皲裂，呈苔藓状。

预防外阴瘙痒最重要的就是注意个人卫生，保持外阴清洁干燥，勤换洗内裤，并尽量避免穿化纤或尼龙类内衣，避免使用有刺激性的卫生用品。另外，出现外阴瘙痒严禁搔抓，症状严重者应及时就医。

白带异常需提防妇科病

白带异常是指白带有色、质、量的改变，或伴有其他症状。当生殖器官出现炎症和溃疡时，白带多呈脓性，量多，有臭味，而且白带中常含有数量不等的白细胞。白带中有血称血性白带，宫颈息肉、宫颈糜烂、子宫脱垂导致溃疡、良性或恶性子宫肿瘤、严重感染、老年性阴道炎等均可引起血性白带。故出现血性白带时，应及时就医，根据鉴别诊断，确定病因并做相应的治疗。乳白色豆腐渣样白带是霉菌性阴道炎所特有的一种白带，常伴有外阴瘙痒或灼痛感。阴道内安放子宫托或产后及阴道手术后将纱布、棉球遗留于阴道内，或幼女将异物塞入阴道内等均可引起白带恶臭，称为异物刺激性白带，此时及时清除阴道内异物是最根本的治疗办法。

此外，全子宫切除术或阴道手术后出现脓性、恶臭的白带是由于缝线引起的异物刺激及结扎残端坏死所致，这种白带待缝线、结扎线及坏死组织落尽、创面完全愈合后即可消失。由于白带异常是许多妇科疾病的共同症状，因此治疗应针对病因处理，同时还应注意全身情况。

外阴炎反复发作怎么办

外阴炎是指外阴部皮肤发炎，其主要发病原因是由于外阴部的尿道、阴道、肛门的排出物和分泌物污染局部，使外阴部皮肤及黏膜的抵抗力降低，加之病原菌的侵犯而致病。外阴炎的症状有外阴皮肤有瘙痒、疼痛或烧灼感，并于活动、性交后加重，局部充血、肿胀，有时可有溃疡或湿疹。长期慢性炎症可导致局部皮肤增厚、粗糙，甚至发生皲裂。

在日常生活中预防外阴炎首先应注意个人卫生，经常换洗内裤，保持外阴清洁、干燥。发生外阴炎后要消除病因，积极治疗。治疗时可局部用 1：5000 的高锰酸钾液、洁尔阴、肤阴泰、日舒安等坐浴，每日 2 次，每次 20 分钟。皮肤有破溃可涂抗生素软膏。另外需注意，慢性外阴炎不能因皮肤瘙痒而用热水烫洗，否则会愈来愈痒。

慢性宫颈炎的护理措施

宫颈糜烂与早期宫颈癌从表象上很难区别，故慢性宫颈炎在治疗前应先做宫颈刮片检查，以排除早期宫颈癌，对慢性宫颈炎患者应以局部治疗为主，分药物治疗和物理治疗两种。

◎ 药物治疗适于糜烂面小、浸润浅的患者

（1）用10％～20％硝酸银溶液或5％铬酸钾溶液涂抹子宫颈糜烂面，每周1～2次，一般涂2～4次便可痊愈。

（2）重铬酸钾液是强氧化剂和腐蚀收敛剂，具有杀菌、消肿的作用，上药范围应超过糜烂面，涂药后糜烂面变为白色，待1～2分钟后，再用75％酒精擦去子宫表面多余的药液。

◎ 物理治疗适于糜烂面大、浸润较深的病例

（1）电熨疗法。此法较简单，适用于宫颈糜烂较深、糜烂面较大的病例。

（2）冷冻疗法。此法是一种安全、高效、简便的治疗方法，适合于各种宫颈糜烂。

（3）激光疗法。使用二氧化碳激光治疗仪，使糜烂局部组织炭化、结痂，痂皮脱落后创面由新生的上皮覆盖。

（4）微波疗法。此法是一种新型的物理疗法，当微波电极触及局部病变时，即在瞬间产生很小范围的高热而达到凝固的目的，治疗2～3周后出现上皮修复，修复后宫颈光滑、质软，不良反应小。但孕妇宫颈糜烂不宜用微波治疗。

（5）波姆光疗法。波姆光疗仪是治疗宫颈糜烂的新型仪器，可用至照

射面呈均匀灰白色为止。术后1~2月复查，治愈率高达97%左右，总有效率为100%，疗效优于激光。

◎ 免疫治疗

目前少数大医院正在试用红色奴卡放线菌细胞壁骨架（N-CWs）菌苗或利用干扰素治疗宫颈糜烂，治愈率为75%~85%，还需进一步扩大临床观察。

◎ 宫颈锥形切除术

目前少做，对于年龄大、病变重、伴有其他生殖器官疾患者，可考虑行全宫切除术。

预防慢性宫颈炎的最佳方法就是控制生育，做好避孕工作，减少人工流产，避免损伤宫颈，注意经期、孕期、产褥期卫生，定期妇检，以便及时发现病变，及早治疗。

子宫内膜炎能治好吗

子宫内膜炎是指宫体部子宫内膜的炎症。当炎症发展至严重阶段时可影响子宫肌层，成为子宫肌炎，这是子宫内膜炎的延伸。

子宫内膜炎通常分急性和慢性两种。导致急性子宫内膜炎的主要原因是流产或产褥期感染（产时或产后10天内生殖道受病原体感染）、子宫腔内安放避孕器、子宫颈扩张及诊断性刮宫或宫颈电灼、

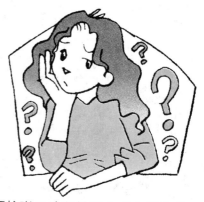

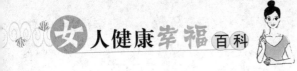

激光、微波等物理治疗以及性病等病原体上行性感染等。此外，子宫内膜息肉、子宫黏膜下肌瘤等也可引起子宫内膜炎。慢性子宫内膜炎的病因基本与上述类同。病变限于子宫颈管内的黏膜及其下组织，子宫颈的阴道部分可以很光滑，仅见子宫颈口有脓性分泌物堵塞，有时黏膜增生，可见子宫颈口发红充血。

急性子宫内膜炎的主要症状表现为发热、下腹痛、白带增多，有时为血性伴有恶臭，有时子宫略大、子宫有触痛。慢性者表现基本相同，也有月经过多、下腹痛及腰腹胀明显等。

治疗急性子宫内膜炎时主要应用广谱抗生素和甲硝唑，另外还需要去除发病诱因，如取出宫内避孕器以及清除子宫腔残留的胎盘组织、子宫内膜息肉等。有子宫腔积脓者应予扩张宫颈口，促使脓液引流，待炎症控制后做诊断刮宫，排除早期子宫癌，以免将早期癌误认为炎症而延误治疗。对于慢性子宫内膜炎也可采用上述方法治疗，同时还可考虑做理疗，包括电熨、冷冻疗法、激光治疗等。

急性子宫内膜炎患者应切忌性生活，以免引起炎症进一步扩散。因阴道分泌物增多、腹痛、腰痛、腰部坠胀等症状存在，女人对性的兴趣会下降。即使炎症被控制，刚恢复性生活时也不宜次数过多，以免盆腔充血、抗病力低下时再次发病。

慢性子宫内膜炎患者平时常感腰背痛，性生活会使症状加剧，白带增多，腹痛、腰部坠胀加重，所以性生活次数不宜过多。因为性生活后盆腔充血，会促使症状重现或加重。

在性生活后出现上述现象者应用抗生素治疗数天，性交后及时将阴道内分泌物及精液等排出体外，或性生活时使用避孕套，以防通过性活动摩擦等促使细菌进一步上行性扩散。为了减少因性生活导致的盆腔充血状态，防止症状复发，利于控制疾病，性交姿势可采用女上男下，由女方适当控制体力及性兴奋为宜。

女人年过30，留心子宫肌瘤

子宫肌瘤是女性生殖系统中最常见的良性肿瘤，也是女性全身最常见的良性肿瘤，多见于30岁以上的育龄女性。发病原因还不十分清楚。绝经后肿瘤一般停止生长，故可能与雌激素刺激有关。子宫肌瘤可单个生长，但常为多发性，即一个子宫可生长有几个或十几个肌瘤，大小不定，小的如黄豆，大的可达数千克。子宫肌瘤可生长在子宫任何部位，按其生长部位不同又可分为黏膜下、浆膜下、肌壁间及阔韧带肌瘤。

子宫肌瘤的主要症状为月经量增多、月经期延长、月经周期缩短和白带增多。黏膜下肌瘤如果发生坏死，还可出现不规则出血，大的肌瘤可压迫邻近器官，从而出现尿频、尿潴留及便秘等症状。多数子宫肌瘤无症状，仅于盆腔检查时发现。子宫肌瘤恶性病变仅为极少数，仅占0.5%，多见于年龄大、生长较快及较大的肌瘤。

子宫肌瘤的治疗取决于肌瘤的大小和部位、有无症状、最近发展情况及并发病变、患者年龄及对生育的要求等。对于肌瘤不大、生长缓慢又无症状，且接近围绝经期的患者，可不必治疗，定期观察，4～6个月检查一次。子宫肌瘤不大但有症状者或身体情况暂不能手术者，可用中药、止血药物及雄激素治疗。但药物不是治疗子宫肌瘤的有效方法，如果肌瘤较大，或月经过多，药物不能控制而引起贫血，或肌瘤迅速长大且症状明显，不论年龄大小，均应手术治疗。手术是治疗子宫肌瘤的主要方法，安全可靠，具体方法有肌瘤切除术和子宫切除术两种，可根据患者情况酌情选用。

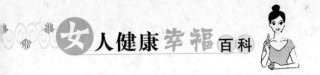

治疗盆腔炎需对症下药

◉ 急性盆腔炎的治疗

主要是全身抗生素治疗，治疗原则是使用广谱抗生素，采用多种抗生素联合治疗，静脉注射、肌注和口服。也可使用清热消炎的中药。剂量要足，在患者症状消失后继续给药 2 周。脓肿破裂应急诊手术，脓肿未破的高热病人，应使用大剂量抗生素及时手术。对分娩后及流产后有感染的产妇，应使用全身支持疗法，提高机体免疫力。

◉ 慢性盆腔炎的治疗

治疗原则是祛瘀活血，服用中药如金刚藤糖浆、妇科千金片等。中药灌肠及下部理疗也可有一定疗效，经久不愈的盆腔炎性肿块也可以考虑手术切除。慢性盆腔炎急性发作或亚急性发作需要使用抗生素静脉滴注或肌肉注射。慢性盆腔炎有时很顽固，不易彻底治愈。

卵巢早衰有先兆，可治可防

女性平均的绝经年龄是 49 岁，如果早于 40 岁之前出现绝经就属于卵巢功能衰退。目前卵巢功能早衰不仅有低龄化趋势，而且发病率越来越高。除了一些疾病因素外，外界环境、工作压力、家庭矛盾以及身体素质、心理调节能力等都是卵巢早衰的危险因素。

卵巢早衰有先兆，可治可防，育龄期妇女要重视月经的改变，如出现月经过少、经期过短、周期延长等现象，须引起重视。患者一定要与医生积极配合，按时服药。同时，要劳逸结合，保证睡眠。在生活上有规律地安排起居生活，坚持适当的体育锻炼和劳动，以改善机体血液循环，维持神经系统的稳定性。饮食上宜做到平衡合理，有目的地选择一些禽肉、牛羊肉等，配合蔬菜烹调食用，以起到补肾益精、健脾养血的作用。精神上应避免不良刺激，减轻工作压力带来的紧张，学会放松，保持心情舒畅。

产妇更易患急性乳腺炎

急性乳腺炎多见于产后哺乳的女性，尤以初产妇最为多见，往往发生在产后 3 ~ 4 周。症状表现为乳房疼痛，局部红、肿、热、胀。病情加重时可出现寒战、高热、脉搏加快，常有患侧淋巴结肿大、压痛，白细胞计数明显增高。严重者甚至发生脓毒血症。

治疗原则是消除感染、排空乳汁。病程早期积极使用抗菌药物治疗，如青霉素或新青霉素肌肉或静脉注射。脓肿形成后，则应及时行脓肿切开引流术，为避免损伤乳管而形成乳瘘，应做放射状切开，乳晕下脓肿应沿乳晕边缘做弧形切口。急性乳腺炎时一般不需停止哺乳，但若感染

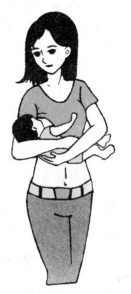

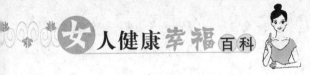

严重或脓肿引流后并发乳瘘，就应立即停止哺乳。

预防急性乳腺炎的关键在于避免乳汁淤积，防止乳头损伤，保持其清洁。加强孕期卫生宣传，指导产妇经常清洗两侧乳头。如有乳头凹陷，应经常提拉乳头予以纠正。要养成定时哺乳、婴儿不含乳头睡觉的好习惯。每次哺乳应将乳汁吸空，如有淤积可按摩或用吸乳器排尽乳汁。哺乳后应清洗乳头。乳头有破损或皲裂要及时治疗。

乳腺小肿块，不动不痛最可怕

乳腺癌的早期表现是患侧乳房出现无痛、单发小肿块，常常是患者无意中发现而主动就医。肿块质硬，表面不光滑，与周围组织分界很不清楚，在乳房内不易被推动，无明显痛感，所以往往一经发现就已到晚期。乳腺癌发展至晚期，癌块固定于胸壁，不易推动，皮肤可出现溃破而形成溃疡，这种溃疡常有恶臭，容易出血。

乳腺癌的主要治疗方法是手术治疗，辅以化疗、内分泌治疗、放射治疗、免疫治疗以及生物治疗。

◉ 手术治疗

对病灶仍局限于局部及区域淋巴结的患者，手术治疗是首选方案。目前临床上选用的五种手术方式有乳腺癌根治术、乳腺癌扩大根治术、乳腺癌改良根治术、全乳房切除术和保留乳房的乳腺癌切除术。手术方式的选择应根据乳腺癌的病理分型、疾病分期以及辅助治疗的条件而定。对可切除的乳腺癌患者，手术应进行局部及区域淋巴结最大限度的清除，以提高生存率，然后再考虑外观与功能。

◎ 化学药物治疗

乳腺癌是实体瘤中应用化疗最有效的肿瘤之一，化疗在整个治疗中占有非常重要的作用。由于手术去除了大部分肿瘤，使残存的肿瘤细胞易被化学抗癌药物杀灭。一般认为辅助化疗应在术后及早进行，化疗治疗期不宜过长，以6个月左右为宜。常用的化疗药物有环磷酰胺、氨甲蝶呤、氟尿嘧啶、阿霉素等。化疗期间应定期检查肝、肾功能，每次化疗前要检查白细胞计数。

◎ 内分泌治疗

近年来，内分泌治疗的一个重要进展就是药物三苯氧胺的应用。三苯氧胺系非甾体激素的抗雌激素药物，临床应用表明可减少乳腺癌术后的复发与转移，同时还可降低对侧乳腺癌的发生率。三苯氧胺的用量为每天20毫克，至少服用3年，一般服用5年。该药安全有效，副作用有潮热、恶心、呕吐、静脉血栓形成、阴道干燥或分泌物多等。

◎ 放射治疗

放射治疗是乳腺癌局部治疗的方法之一。在肿瘤局部广泛切除后给予较高剂量的放射治疗，可以取得满意的效果。

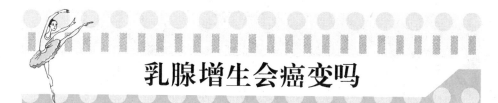

乳腺增生会癌变吗

乳腺小叶增生是女性常见病，多见于中年女性。乳腺囊性增生是乳腺实质的良性增生，主要为乳管及腺泡上皮增生，是内分泌障碍性增生病。乳腺囊性增生病的主要临床表现为乳房胀痛和肿块，特点是部分病人具有周期性。

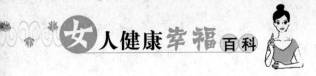

疼痛与月经周期有关，往往在月经前疼痛加重，月经来潮后减轻或消失。体检时发现一侧或双侧乳腺有弥漫性增厚，可局限于乳腺的一部分，也可分散于整个乳房，肿块呈颗粒状、结节状或片状，大小不一，质韧而不硬，增厚区域周围组织分界不明显。

　　患有乳腺增生等疾病的女性，生怕会发生癌变。但其实乳腺增生发生癌变的几率并不是很大。本病病程较长，发展缓慢。治疗原则主要是对症治疗，可用中药或中成药调理，疏肝理气，调和冲任以及调理卵巢功能。常用药有：逍遥丸、乳宁颗粒、天冬素、乳癖消等。

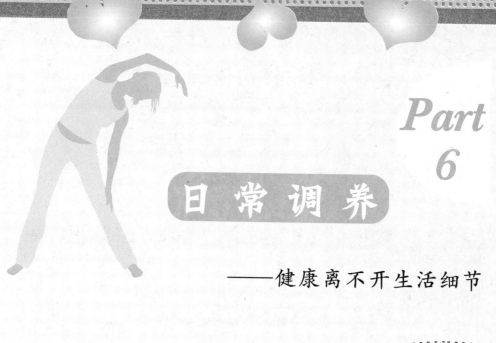

Part 6

日 常 调 养

——健康离不开生活细节

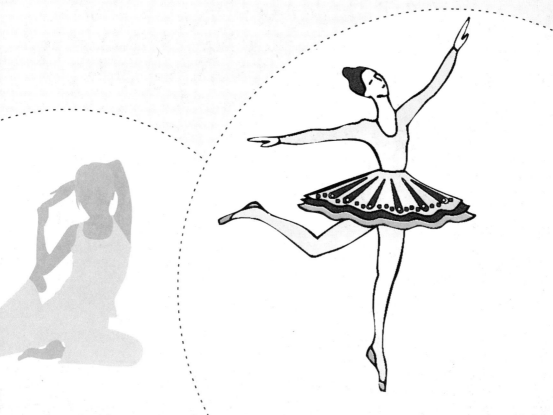

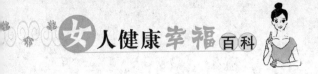

晨饮一杯水的神奇作用

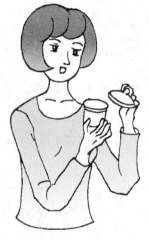

早上起床，空腹先饮一杯水，会给女性的身体带来很多好处。

◉ 补充水分

经过一夜的睡眠，身体会因为流汗及皮肤蒸发而排出一些水分，早晨我们多半处在轻微的"脱水"状态，所以及时补充水分非常重要，对滋润肌肤、美容养颜也有一定的功效。

◉ 缓解便秘

早晨喝水，水分进入肠道，可冲洗胃肠道，刺激胃肠蠕动，促进排便。喝冷水更是对便秘的人很有帮助，坚持几个月，对习惯性便秘会有明显的改善作用。

◉ 利尿、防治泌尿系统结石及感染

据报道，清晨空腹饮水，15～30分钟就有利尿作用，1小时可达到高峰，可见清晨空腹饮水的利尿作用表现快速而明显。泌尿系统结石常与尿液过浓以及尿酸盐、草酸钙等盐类沉积有关，清晨喝一杯水能马上起到利尿、稀释尿液、使尿酸盐结晶不易沉积的作用。大量饮水，细菌又可随尿液排出体外，缓解症状。

◉ 排毒

大多数职业女性，白天工作忙，只有到晚餐才能吃得丰富一些。但食物在体内分解代谢都会产生一定的毒性物质，故应尽快排出体外。而有些女性不愿晚上多喝水，怕影响睡眠，导致尿液浓缩，结果会有害物质重吸收，所以早晨起床后应及时饮水，以促进排尿，利于有毒物质的排出。

◎ 预防高血压、动脉硬化

动脉硬化的发生与食盐中的钠离子在血管壁上的沉积有关。若早晨起床后马上喝杯温水，可把前一天晚餐吃进体内的氯化钠很快排出体外。研究发现，平时饮水多、爱喝茶的人高血压、动脉硬化的发病率均较低。

◎ 稀释血液、防止心血管疾病

人在睡眠中有汗液和尿液的排泄，使体内的水分损失较多，所以早晨起床后，体内往往处于相对缺水状态，这时血液变得浓稠、黏滞，血管也因睡眠中血流量减少而变得细小，这会导致心脑血管供血不足，甚至发生闭塞。因此，冠心病及心肌梗死多发生在清晨至上午 9 时左右。这时如喝上 1 杯温开水，就能降低血液的黏稠度，从而防止心脑血管疾病的发生。

清晨饮水还能冲淡胃酸，减轻胃的刺激，使肠胃保持最佳状态。饮水应以温白开水为佳，饮水量一般为 200～400 毫升，过多饮水对胃不利，也影响早餐进食，故要适量。

饮水机的健康隐患

现代生活中，桶装饮水机无论在家庭还是办公、公共场所都非常普遍。然而，当你享受着饮水机带来的饮水便利时，有没有想过：这台饮水机自从放在这儿以后再也没有"洗过澡"；你知不知道，如果三个月不清洗，所谓密闭的饮水机也会大量繁殖病毒和细菌。

不断繁殖的细菌饮用后可能引发多种疾患，包括消化、泌尿、神经系统等。除了细菌之外，饮水机长期不洗还容易产生水垢，对水垢千万不能小视。喝水时如果经常喝下水垢颗粒，会刺激肾结石、尿道结石的发作。

因此，女性朋友们一定要经常清洗家庭中的饮水机，特别要清洗出水接口和水桶的底盘以及内胆。常用的方法有两种，一种是用消毒液进行清洗，消毒液在某些专业市场或网上有卖，例如对付水垢可以选择酸性洗涤剂；另外一种是用浓柠檬水清洗。不管用哪种清洁剂，使用后都要用洁净的桶装水冲洗饮水机，直至消毒药水残留物被洗干净。

摒弃不科学的卫生习惯

生活中，一些习以为常的"卫生习惯"可能并不科学。女性朋友不妨对照一下，看看自己是否有以下不良习惯。

◎ 用酒消毒碗筷

一些人常用白酒来擦拭碗筷，以为这样可以达到消毒的目的。殊不知，医学上用于消毒的酒精度数为75%，而一般白酒的酒精含量在56%以下。所以，用白酒擦拭碗筷，根本达不到消毒的目的。

◉ 将变质食物煮沸后再吃

一些家庭主妇将变质的食物高温高压煮过再吃，看起来这样就可以彻底消灭细菌。而医学证明，细菌在进入人体之前分泌的毒素，非常耐高温，不易被破坏分解。因此，这种用加热加压来处理剩余食物的方法是不值得提倡的。

◉ 用白纸或报纸包食物

一些人，甚至一些食品店，爱使用白纸来包食品。一张白纸，看起来是干干净净的，而事实上，白纸在生产过程中，会加用许多漂白剂及带有腐蚀作用的化工原料，纸浆虽然经过冲洗过滤，仍含有不少的化学成分，会污染食物。至于用报纸来包食品，则更不可取，因为印刷报纸时，会用许多油墨或其他有毒物质，对人体危害极大。

◉ 用卫生纸擦拭餐具与水果

实验证明，许多卫生纸（尤其是街头巷尾所卖的非正规厂家生产的卫生纸）消毒并不好，即使消毒较好，也在摆放过程中被污染。用这样的卫生纸来擦拭碗筷或水果，并不能将物品擦拭干净，反而会在擦拭的过程中，给食品带来更多的细菌。

◉ 用抹布擦桌子

实验显示，全新抹布在家庭使用一周后，滋生的细菌会让你大吃一惊，如果在餐馆、大排档，情况会更差。因此，用抹布擦桌子，应当先洗透再用，抹布每隔三四天应该用水煮沸消毒一下。当然，如果使用一次性桌布，则可避免抹布所带来的危害了。

◉ 长期使用同一种药物牙膏

药物牙膏对某些细菌有一定的抑制作用。但是，如果长期使用同一种药物牙膏，就会使口腔中的细菌慢慢地适应，产生耐药性，药物牙膏就起不到作用了。因此，我们在日常生活中，应定期更换牙膏。

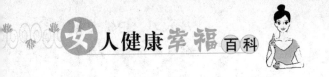

吃零食后别忘记保护牙齿

牙齿是我们消化系统的卫士，也是女性站在讲台前的门面。一副健康的牙齿，不仅可以给人以美观的感受，更可以嚼碎食物，利于消化，还可以帮助我们发音，因此保护好牙齿很重要。

刷牙是保护牙齿的最好方法，通过刷牙可以清除牙齿表面和牙齿间隙的食物残渣及污物，预防龋齿，还可以使牙龈得到按摩，改善牙周组织的血液循环，从而减少牙周病的发生。

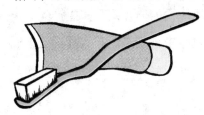

◎ 牙刷、牙膏的选择及摆放

合格的牙刷，刷毛的软硬度应适中，太软了刷不干净，太硬容易损伤牙龈和牙齿，刷毛头应是磨圆的。最好选择头小的牙刷，它能在口腔中灵活转动。其次是牙膏的选择，现在市面上有各种各样的药物牙膏，对口腔疾病有一定的治疗和保健作用，可以根据自己的具体情况来选择。每次刷完牙后，要将牙刷冲洗干净，用力甩干，刷毛朝上放在杯里。如果将牙刷倒放在牙杯里，牙刷上的水分不能控干，细菌就容易在上面繁殖，会引起口腔炎症。通常情况下，牙刷使用 1 个月后，即使没出现损坏，其表面也会有很多的细菌，因此，牙刷使用 1~2 个月就应该更换。

◎ 刷牙的次数和时间

最好是早、中、晚 3 次刷牙，于餐后 3 分钟内刷牙，可以及时清除牙齿间隙的食物残渣，防止细菌的滋生和食物酵解。有条件的最好是每次吃东西后 3 分钟内立即刷牙，清洁口腔。就算没有这个条件，至少也要刷 2 次，即早上起床和晚上睡觉前刷牙，晚上刷牙更重要。每次刷牙的时间要达到 3 分钟以上，才能使牙膏与牙齿充分接触，发挥其按摩清洁、杀菌及其他多种保健功能。

◉ **正确的刷牙方法**

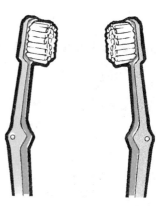

（1）竖刷法：刷毛与牙面成 45°角，刷毛头指向牙龈方向，转动刷头，上排牙齿从上往下刷，下排牙齿从下往上刷，咬合面来回刷。

（2）旋转法：从牙龈往牙冠方向旋转刷。将牙刷朝冠向做小环形旋转运动。刷后牙咬合面时，将牙刷毛放在咬合面上，前后来回刷。

◉ **掌握正确的刷牙顺序**

先刷外面，再刷咬合面，最后刷里面，从上到下，从左到右，从外到里，按着顺序每个部位反复刷洗 8～10 遍，然后将牙膏沫在口中含 1～2 分钟，以充分发挥其中药物的杀菌作用。

总之，在竖刷的基础上，配合以环刷和适当的横刷，就能达到清洁牙齿的目的。

学会正确的刷牙方法

在刷牙时，刷牙的方向应与牙缝平行，即上下方向刷牙。刷牙方向与牙缝方向所成的角度越小，食物残渣清除得越彻底。

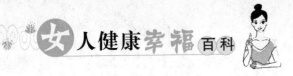

在刷牙时不要采取左右拉锯式横刷，这种方法会使牙齿表面凸出的地方与牙刷接触过多，受力摩擦过度，使牙釉质受损，同时这种方法不易刷到牙齿与牙齿之间凹进去的地方，尤其是牙缝附近，这样食物残渣就无法彻底清除。

牙龈组织比较娇嫩，所以在刷牙时不宜用力过猛，刷牙的次数保持在每处 8~10 遍即可，保证每个牙及牙缝都要刷到。使用的牙刷头不宜过大，牙刷毛的密度应稍小，刷毛应软硬适中，这样才可收到刷牙的效果，并且不会损伤牙釉质。

熬夜的危害及应对小方法

目前，由于生活节奏的加快，不少人感到白天时间不够用，常利用晚上去干那些白天未干完的工作，甚至成为习以为常的事。有的人深夜还泡在舞厅、歌厅里，看通宵电影或参加其他娱乐活动。作为"晚睡一族"，明知镜子里的黑眼圈已惨不忍睹，也明知"男靠吃，女靠睡"的古训，可是，加班、上网、聚会、看碟、泡吧、蹦迪……夜生活越是丰富，我们似乎就越有理由纵容自己克扣睡眠时间，加入熬夜的行列。

据美国最新研究显示，晚上开灯睡觉或熬夜是导致女性患乳腺癌的主要因素之一。上夜班的女性由于作息时间没规律，容易导致体内激素分泌紊乱，雌激素水平过高，进而使患乳腺癌的风险增大；如果她们长时间处在灯光之下，就会打乱体内褪黑激素的正常分泌（褪黑激素只有在夜间或完全黑暗的情况下分泌才正常），诱发子宫肌瘤、子宫内膜癌、乳腺癌等疾病，出现乳房胀痛、脾气暴躁、皮肤干燥、颜面长斑、月经紊乱等状况。

可以说，熬夜给女性带来的危害绝不仅仅是看得到的黑眼圈、长痘痘或是精神不佳那么简单，它对身体所造成的危害极大，可使人体处于亚健康状态甚至使机体器官受损而引发各种疾病。那么，一定要熬夜时，该怎么保护自己呢？

◉ 防止皮肤受损

长时间熬夜会破坏人体内分泌和神经系统的正常循环。神经系统失调会使皮肤出现干燥、弹性差、缺乏光泽等问题；而内分泌失调则会使皮肤出现暗疮、粉刺、黄褐斑、黑斑等。针对这种情况，在吃晚饭时可适当吃一些富含维生素以及含有胶原蛋白的食物，如水果、绿色蔬菜和肉皮类的食物。另外，还可以多吃偏凉性的食物，如瓜类、苹果、小米、薏仁等。此外，晚餐应尽量少吃辛辣的食物，少喝酒。熬夜时间长，可以适当加餐，饮些鲜果汁或酸奶等。

◉ 防止抵抗力下降

熬夜带来的最常见的情况就是使人疲劳乏力、精神不振、身体抵抗力下降，而对于抵抗力比较弱的人来说，感冒等呼吸道疾病以及胃肠道等消化道疾病也都会找上门来，所以我们应当坚持抵制"非正当性熬夜"，建立规律的作息时间。如果因为工作关系不得不熬夜，中间应休息一段时间，要补充些营养。

◉ 防止胃肠功能紊乱

因为要熬夜，有的人晚餐会吃得比较多，还有的人熬夜时饿了也会大吃一顿，因此熬夜者也常有肠胃毛病，如消化不良等。其实，晚餐不宜吃得太饱，只要保证营养丰富即可，并以清淡为主，熬夜中可适当加餐，熬夜后一定要吃早餐，而且要吃好，既要有谷类食品，又要有水果、蔬菜提供维生素、矿物质和优质蛋白，最好能喝低脂牛奶或豆浆等。

◉ 防止视力下降

长时间超负荷用眼会使眼睛出现疼痛、干涩、发胀等问题，甚至使人患

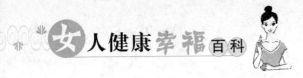
上干眼病症，而不仅仅是"熊猫眼"。此外，长期熬夜造成的过度劳累还可能诱发中心性视网膜炎，使人出现视力模糊，视野中心有黑影，视物扭曲、变形，视物颜色改变等问题，导致视力骤降。

所以，熬夜时如果用眼较多，最好间隔 40 分钟休息 10 分钟左右，或者每隔一小时休息 15 分钟左右；可以选择远眺、做眼保健操等方式来缓解视觉疲劳；平时的饮食中要保证富含维生素 A 的食物的量，可选择食用动物肝脏、胡萝卜、海带、鸡蛋、芒果等。

女性更应注意避寒保暖

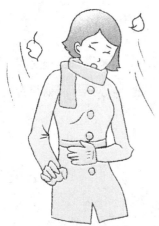

由于失血和体内神经体液的变化，女性在经期时机体抵抗力会下降，如果长期处于冷刺激下，可能会影响女性卵巢功能，使排卵发生障碍，从而导致月经不调，室内温度长时间过低也容易使女性出现腹痛和痛经等症状。经期女性要特别注意保暖，以免受寒着凉，不要淋雨、涉水或游泳，不要坐在潮湿、阴凉之处以及空调、电扇的风口，不要用凉水洗澡、洗脚，不要吃凉食或喝冷饮等，以免引起月经失调。人体能够对温度进行自发调节，周围气温高时，人体皮肤的血液循环加速，体表温度升高，并通过出汗进行排热；而周围气温低时，人体内的血液循环会变慢，以减少身体热量流失。但人体的自发调节并不能迅速转换，当人从炎热的室外进入冷气房时，末梢血管不能很快收缩，会造成末梢血液循环不良，故建议女性尽量少吹冷气，在冷气房里要多穿衣服，且一定要穿袜子；室温宜恒定在26℃左右，空调开机1~3小时后最好关闭一段时间，同时打开窗户置换新鲜空气。

清晨开窗等于引"毒"入室

很多人习惯于早晚开窗通风，其实，在这个时间开窗会适得其反。专家指出，清晨不宜开窗的原因是，清晨6点左右，污染物的浓度依然很高，而清晨的温度又偏低，气压高，空气中的微小沙尘、不良气体等都被大气压力压到接近地面的地方，很难向高空散发，只有当太阳升起、温度升高后有害气体才会慢慢散去。

炎炎夏日，不可太贪凉

夏季如果使用空调不当，很容易患上"空调病"。健康专家提醒，使用空调，温度不能过低，室内外温差最好不要超过7℃，并注意间断关机开窗换气。

长时间在空调环境下工作学习的人，因空气不流通，会出现鼻塞、头昏、打喷嚏、耳鸣、乏力、记忆力减退等症状，有的还会出现皮肤过敏症状，这类现象在现代医学上称为"空调综合征"或"空调病"。

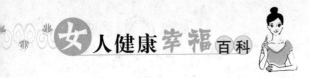

因此，使用空调，温度不要过低，室温最好定在 25～27℃，室内外温差不要超过 7℃，开机 1～3 个小时最好关闭一段时间。尽量避免长时间呆在空调房间里，要间断关机开窗换气，以确保室内外空气对流。

硬木家具更益于身心健康

做家具的木料对健康的影响，很多女性似乎还不太在乎，其实，有些木料对人体有益，而有些木料对健康有害。那么，选购家具应选择什么样的木料呢？

用檀香木、紫檀、黄花梨等名贵材料制成的传统硬木家具不仅可以从审美、文化等诸多方面给人们以艺术的享受，更重要的是它还具有一定的环保性能，这一点是现代家具所不能达到的。不仅如此，传统的硬木家具还具有独特的药理作用，长期生活其间，有益身体健康。

大家对樟木的认识比较普遍，日常用于防虫的樟脑就取自于樟木，用樟木制作的家具自然也有防虫的作用。而紫檀不同于樟木，香气比较淡，但好闻、优雅，沁人肺腑，衣服纳于其间，日久生香。另外，酸枝木和香枝木类也都有一些淡淡的清香，弥漫在空气中对人的身心都有益。当然，在众多的硬木材料中，对身心最有益的首推海南降香黄檀，俗称黄花梨，亦称"降压木"，《本草纲目》中称其为降香，即有降血压、血脂及舒筋活血的作用。海南降香黄檀入药一般情况下是用其木屑，如用木屑泡水，可以降血压、血脂；用木屑填充做枕头更有舒筋活血之功效，尤其适合于老年女性朋友使用。

"电脑族"的自我保护

电脑已经成为现代人们生活中不可缺少的元素，甚至有些女性大部分时间都要面对着电脑工作。在电脑面前，需要采取一些保护措施，才能减少电脑对健康的影响。

◎ 减少电脑辐射

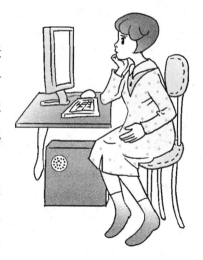

抵御电脑辐射最简单的办法就是在每天上午喝 2 ~ 3 杯绿茶，吃一个橘子。茶叶中含有丰富的维生素 A 原，它被人体吸收后，能迅速转化为维生素 A。维生素 A 不但能合成视紫红质，还能使眼睛在暗光下看东西更清楚，因此，绿茶不但能消除电脑辐射的危害，还能保护和提高视力。如果不习惯喝绿茶，也可以选择菊花茶，同样能起到抵抗电脑辐射的作用。

另外，使用电脑后，脸上会吸附不少电磁辐射的颗粒，要及时用清水洗脸，这样能将所受辐射减轻 70% 以上。

◎ 保护眼睛与视力

若长时间使用电脑，又缺乏适当的休息，眼睛难免会感到疲劳，常会出现眼睛模糊、酸胀、干涩等现象，有时为避免电脑屏幕反射的光线，我们往往采取不自然的姿势工作，时间一长，还可能造成斜视等现象，所以，这里

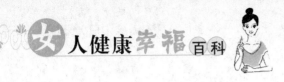

教给女性朋友几种实用简易的护眼方法。

（1）眼珠运动法。直视前方，不要转动头部，慢慢将眼球依顺时针及逆时针方向各转一圈，重复5次。

（2）眨眼法。头向后仰并不停地眨眼，使血液畅通。眼睛轻微疲劳时，只要做2~3次眨眼运动即可见效。

（3）远近交替法。看远方3分钟，再看手掌1~2分钟，然后再看远方，这样远近交换几次，可以有效消除眼睛疲劳。

（4）热冷敷交替法。用一条毛巾浸在比洗澡水稍热的热水中，另一条毛巾浸在加了冰块的冷水中，先把热毛巾放在眼睛上约5分钟，然后再换冷毛巾敷5分钟。

另外，在饮食上可以吃一些对眼睛有益的食品，如鸡蛋、鱼类、鱼肝油、胡萝卜、菠菜、红薯、南瓜、枸杞子、芝麻、动物肝脏等。

◎ 久坐之后活动一下

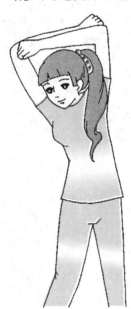

人们在使用电脑时会用到颈部、背部、躯干、手臂甚至腿部的相关肌肉，因此，建议平时适当进行全身运动，这样不仅可以保持良好的血液循环，更能够加强肌肉本身的伸缩力量。可以每30分钟起来活动一次，每次做3分钟运动，至少活动3处关节。长时间不变的姿势，会使血液循环功能降低。调好闹钟，时间一到，就起身活动一下，或者举举哑铃，可以有效缓解肌肉的疲劳，保持思绪的清晰。

还可以做做伸展运动。首先姿势要坐正，注意维持背部的腰椎曲线。两手叉腰，将臂部及手肘向前推，使身体成弓形，再立即恢复原来的姿势，重复5次。两臂尽量往上举，再慢慢将手臂垂至膝盖上，同时放松颈部的肌肉，重复5次。两臂向前平举，手心朝下，将五指尽量张开5次，然后再放松，重复5次。左手手心向上，将右手手心放在左手手指上，右手作为抗力，将左手手指向下压，换手重复同样的动作。肩部摆正，伸直两臂逐渐上举，直到与地面平行为止，慢慢以画小圈的方式转动手臂，再以相反方向重复画小圈。平举一只脚，脚板向上，用脚画两个整圈，接着向反方向画圈，再换另一只脚做。

◎ 保持正确的坐姿

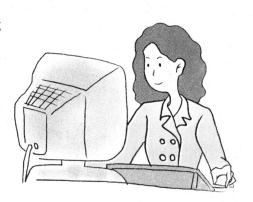

选择可调节高度的座椅，使背部有完全的支撑，膝盖约弯曲90°，坐姿也要舒适。电脑屏幕的中心位置应与操作者胸部在同一水平线上，眼睛与屏幕的距离应在40～50厘米，身体不要与桌子靠太近，肘部保持自然弯曲。操作过程中应常闭上眼睛稍息片刻，以调节眼部神经。

◎ 注意电脑摆放位置

尽量别让屏幕的背面朝着有人的地方，因为电脑背面的辐射最强，其次为左右两侧，屏幕的正面反而辐射最弱。以能看清楚字为准，至少也要保持50～75厘米的距离，这样可以减少电磁辐射的伤害。

摆放电脑的地方的光线，如天花板上的日光灯、由窗户射进来的自然光线常会造成屏幕反光现象，容易造成眼睛疲劳和姿势不正确；容易反射光线的白色墙壁、窗帘及家具等，也是影响视力的因素。

◎ 营造合适的工作环境

室内光照要适中，不可过亮或过暗，且避免光线直接照射屏幕，以免产生干扰光线。屏幕不要太亮，颜色以绿色为宜。有空调的房间则应定期进行室内空气消毒，以控制污染。同时，要常开门、窗或用换气机更换室内空气。

电脑的荧屏能产生一种叫溴化二苯并呋喃的致癌物质，所以放置电脑的房间最好能安装换气扇。倘若没有，上网时尤其要注意通风。

睡觉时别把手机放在枕下

　　为了及时接听电话，许多人在睡觉时也不忘把手机随身携带，放在枕边。殊不知，手机辐射对人体的头部危害较大，它会使人体中枢神经系统发生功能性障碍，引起头痛、头昏、失眠、多梦、脱发等症状，有的人头部还会有刺激感。

　　因此，在接电话时最好先把手机拿到离身体较远的距离接通，然后再放到耳边通话。尽量不要用手机聊天，更重要的是睡觉时不要把手机放在枕边。在接听手机时，最好能使用专用的电磁波防护产品，例如使用专用耳机，实现远距离的使用是比较有效的办法。在使用手机时，要尽可能地使天线远离人体，特别是头部。

卧室内不能放这些盆栽

　　鲜花是装扮居室的美丽使者，爱美的女士喜欢在房间里布置一些鲜花，缕缕香气、清新的颜色，总能让人心旷神怡、赏心悦目，但是并非所有的鲜花都是人类的朋友，如果不注意，它随时可能会损害你的健康。

　　有些品种的鲜花会释放出有害气体，长期处于这样的环境中会发生慢性中毒，有些品种在其根茎叶中含有生物碱，如果误食就会产生食物中毒，甚至危及生命。现列举如下。

◉ 水仙

它的汁液能引起皮肤红肿，在它的鳞茎内含有拉丁毒素，如果误食，会导致呕吐。

◉ 郁金香

它会释放出有毒的气体，与它相伴超过 2 小时就会头昏脑胀，严重者会导致毛发脱落。

◉ 夜来香

这种花在夜间停止光合作用后，会释放出大量刺激味觉的颗粒，闻这种香味太久，会导致血压升高、心律紊乱、头晕目眩、郁闷不适。高血压和心脏病患者对它尤其敏感，甚至会使病情加重。

◉ 虞美人

它的果实毒性特别大。

◉ 月季花

它所散发出的香味会导致个别人胸闷不适、呼吸困难。

◉ 兰花

长久闻它的香味，会使人的交感神经兴奋，导致人兴奋失眠。

◉ 百合花

它的花香不能久闻，可使中枢神经兴奋，导致失眠。

◉ 玉丁香

它的气味芬芳，但是容易导致气喘、神经衰弱。

◉ 凌霄花

它的花粉很容易致敏，吸入后会使人皮肤红肿，甚至引发角膜炎。

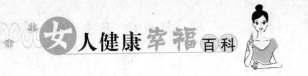

内衣不可以买来就穿

有的人买来新衣服就穿，特别是新买的内衣也马上穿在身上，这对身体不利。因为服装在生产制作过程中，为了使衣服美观，常常使用多种化学添加剂，主要是在加工、染色过程中添加。例如防皱、防缩处理剂中含有甲醛树脂，增白多用荧光增白剂，为增加衣物平滑加入离子树脂，以及为使服装挺括需做上浆处理等。这些添加进去的化学物质对人体皮肤均有刺激作用，会引起过敏性皮炎、湿疹、皮肤瘙痒、潮红、斑疹、丘疹等症状。

另外，为了防霉、防蛀，在内衣的制作过程中还会放入一些防腐剂及消毒剂。它们也对人体有刺激作用，尤其是对儿童和皮肤易过敏者更为明显。

所以，买来的衣服特别是贴身穿的内衣，要放在清水中浸泡数小时，然后用清水冲洗2~3遍，晾干后才可以穿。

选卫生巾也是大学问

卫生巾是女性经期的好伴侣，如何挑选优质的卫生巾对身体健康意义重大。女性在选择卫生巾时，首先要看是否能保证卫生，其次要看是否有一定的透气性。

◉ **一认**

认清外包装牌号、厂名厂址、批号或生产日期和消毒灭菌标记等，尤其要注意是否有卫生许可证准销文号。

◉ **二看**

外观洁白无瑕，无霉点，无杂质，平整，封口完好，包内数量与包装表明的数字相符。

◉ **三触**

卫生巾应按之有弹性，触之不易破，不干胶上的纸条与不干胶粘贴较牢固，具有较强的透气性，易撕掉且不会损坏内裤。

◉ **四用**

使用时，卫生巾应不易脱落，柔软舒适，吸水性好，用后局部无任何刺激及痛痒感。

内裤选购不当易导致妇科病

女性应慎重选用内裤，如果穿着不当，就会带来"难言之隐"。通常，对化纤内裤过敏者，发病时会出现瘙痒，若用肥皂清洗、热水烫或搔抓，会造成局部糜烂，白带增多。白带的长期刺激，会使小阴唇继发乳头状瘤。此瘤是由慢性炎症所致，主要症状表现为小阴唇内侧刺痒，从而使外阴瘙痒更加严重。若继续穿着化纤内裤这个致敏原，症状就不会消除。至于目前市场上销售的药裤，其所含的药物种类繁多，很多药物会引起局部乃至全身的过敏性皮肤炎症。由此可见，局部持续地接触药物是很危险的。

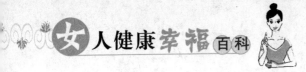

治疗此症的第一步是远离致敏原。凡因穿着化纤内裤或药裤而引起皮肤过敏的女性，应立即停用这类内裤，数日后过敏症状就会逐渐消失。除了脱离致敏原外，采用药物对症治疗也是很重要的，用硼酸水、过氧化氢（双氧水）湿敷可治疗外阴红肿糜烂，用炉甘石洗剂外涂可抗炎消肿，用氟轻松（肤轻松）短期外涂可止痒，继发小阴唇乳头状瘤者可用消疣灵，每周涂药1次，可除痒去瘤。

在治疗期间，还应注意做好个人的生活保健。

（1）避免热水烫、肥皂擦洗、摩擦、搔抓，以免加重症状或造成新的感染。

（2）饮食要清淡，忌辛辣食物，戒烟酒。

（3）要节制性生活，在症状未消失前暂停房事。

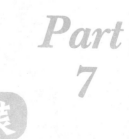

Part 7

美 容 着 装

——魅力女人的自我修炼

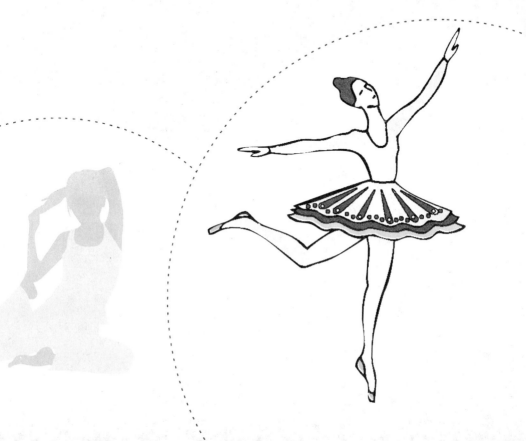

根据自己的脸型化妆

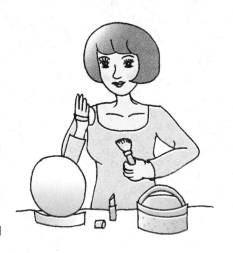

◎ **椭圆形脸**

通常不要涂胭脂。如脸色略显苍白，不妨用少许胭脂，由鬓边到发际。

◎ **圆形脸**

应从耳边向下颌角搽胭脂，成一椭圆形，这样看起来脸型就会变得长一些。

◎ **长方形脸**

从颊的上部向鬓边搽胭脂，成广阔的圆形，以使脸型变得圆些。

◎ **正方形脸**

为了消除四方形的感觉，所以搽胭脂应从耳的上方斜搽向下颌部，并需要把两旁下颌全部搽满，以使脸型变得长一些。

◎ **三角形脸**

此种脸型分为两种，一种是上宽下尖的倒三角形，另一种是上尖下宽的正三角形。倒三角脸型者，应从鬓边向脸的中央，再折向耳下部成三角形搽胭脂，可使宽阔的颧骨部变得狭窄些，减弱上边的宽度。正三角脸型者，从鬓边向脸中央，再折到下颌搽胭脂，以遮住宽阔的下部。

◎ **菱形脸**

这种脸型是两颧宽阔、上下狭窄，搽胭脂时，只要以颧骨为中心，搽成圆形即可。

无论哪种脸型，在搽胭脂的时候，均不能一下子涂得太浓，而应该用手指头依照不同脸型的要求，慢慢搽开，使颜色循序渐进，由浅到深，边缘不要显出界限，否则化妆痕迹太浓、太明显，有损美观。

教你如何自制美容面膜

食物美容面膜，是利用食物的有效营养成分及酵素的作用，来达到美容的目的，它是现代美容的新潮流，也是美容的重要手段之一。它能彻底清除面部的污垢和多余的角质，并能刺激面部血液循环，供给皮肤养分和水分，促进表皮细胞对营养物质的直接吸收，从而使皮肤变得光泽美丽。使用面膜的时间最好是在沐浴后和晚上洗脸后，因此时毛细血管处于扩张状态，可增加美容效果。这里介绍几种常用的自制美容面膜的做法：

1 蜜奶面膜

此面膜以面粉或藕粉做基剂，在基剂中加入蜂蜜、牛奶、营养粉、蔬菜、水果汁等。此面膜可去除皮肤污垢，清洁皮肤，起到护肤美容的作用。

2 蛋黄牛奶面膜

取鸡蛋黄一个，加入一小勺牛奶搅匀，用纱布过滤，再加入一小勺橄榄油，边搅边加入少许面粉，调成膏状敷面即可。此方适用于一般皮肤美容。

3 果汁蜂蜜面膜

取水果汁一大勺，蜂蜜一小勺，椰榄油半勺，面粉三大勺，放在一起搅拌均匀敷面。此方适用于干性皮肤的美容。

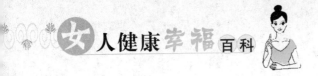
4 葡萄蜜面膜

取葡萄适量，挤成汁，取汁一大勺半，加入蜂蜜一小勺，边搅拌边加入少许面粉即成。此方适用于油质皮肤美容。

5 果汁橄榄油面膜

柚子取汁（或用黄瓜捣烂取汁），取一勺半，加橄榄油一小勺，面粉二大勺，边搅拌边加入面粉，调成膏状即可。此方适用于晒黑皮肤的美容。

6 蛋白面膜

鸡蛋白1个，柠檬汁一茶匙，糯米粉二茶匙，再加入两滴过氧化氢溶液，搅烂混合后，涂于面部。此面膜对油性皮肤的人有收缩作用，可使皮肤洁白而富有弹性。也可将鸡蛋白打成泡沫涂在脸上。

7 蛋黄面膜

蛋黄1个，蜂蜜半茶匙，玉米油一茶匙，柠檬汁3～4滴。先用热毛巾把脸热敷一会儿，使毛细血管张开，将调好的美容液涂在面部和颈部，然后静卧10～20分钟用清水洗净。此方对于干性皮肤可起到营养及滋润作用。

让眼袋消失的小妙招

过早出现下眼袋是由于下眼睑皮肤老化、松弛，皮肤与眼轮匝肌之间的纤维组织连接减弱，导致眼眶内较多的脂肪组织膨出，使下眼睑臃肿，造成难看而突出的囊袋。正确的护理和按摩可使肌肤状况得到改善，避免下眼袋过早来临。

（1）每晚睡前用维生素 E 胶囊中的黏稠液涂敷眼下部皮肤，并适当按摩。至少做 4 周，能收到较好效果。

（2）睡前在眼下部皮肤上贴无花果或黄瓜片，也可用木瓜加薄荷浸在热水中制成茶，晾凉后经常涂敷在眼下部皮肤上。木瓜茶不仅可缓解眼部，还有减轻眼下囊袋之功效。

（3）在面部涂上乳霜后，用手指向上击打颜面皮肤，特别要注意在眼周围软弱的皮肤上重点轻敲。

（4）常吃些胶状食物、优质蛋白、动物肝脏及西红柿、土豆等食物，注意膳食平衡，可对组织细胞的新生提供必要的营养物质。

（5）经常咀嚼胡萝卜、芹菜或口香糖等，有利于改善面部肌肤。

（6）经常躺卧，可增加头面部血液循环，改善面部肌肤营养状况。睡眠也有助于皮肤的恢复。

（7）上、下眼睑常有意识做"眯眼"运动（每日最好坚持做 100 次以上），使眼睑肌有收缩与放松的感觉，也会延缓眼袋的产生。

精心呵护唇部肌肤

女性的嘴唇似花，而花的新鲜、滋润，得靠女性自己悉心地呵护。选择唇膏时应试涂在嘴唇而非手上，因为在手背上合意的颜色，涂在唇上却很可能是另一回事。

唇线笔的颜色应比唇膏稍深，这样才能使双唇更圆满、突出。完整的唇

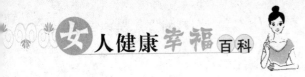

形自唇沟、唇峰和嘴角恰当地连接而成。画唇时，可确定好唇沟的位置，再向左右对称地勾画唇峰，一般上唇要丰腴，下唇要圆满。要想唇彩持久，可先在唇上轻轻拍上粉，再用唇刷刷上口红，画完后用一张面巾纸轻压在唇上，把表面的油脂去掉。

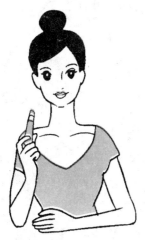

上厚下薄的唇型，可用唇线笔在下唇中间向下扩大描出唇形，再按原来的唇形自然收尾；上薄下厚的唇型，可用唇线笔依唇峰最高处开始将上唇描宽、描厚，再按原来的唇形收尾。

过分扁平的唇难以突出唇线条，可先为唇部画上一轮廓分明的唇线，涂唇膏时在上唇中央的位置薄薄地涂一层较浅色的唇膏，让闪亮的光泽使双唇的线条更明晰。

下垂的嘴角会给人以不开心的感觉，可在原来的嘴角上涂上粉底，以唇笔描画下唇线至稍高于唇角的位置，而上唇唇线应延至新的下唇尽头。这样涂好唇膏后，你就会发现嘴角已稍微上翘。

无论时尚潮流如何变幻，唇部的化妆都要与年龄、职业、脸型、服饰相协调，并能充分展现自己独特的魅力。

口红虽好，使用要谨慎

很多女性在美容中很重视涂口红。口红涂得好，确实可以给女性增添风采，可充分显示女性端庄俏丽的容貌和活泼自然的风姿，所以说，女性涂口红是有利美容的。但是，常涂口红对人的身体健康是不利的。

这是因为口红中含有羊毛脂成分，它会吸附空气中微量的铅和大肠杆菌。据国外报道，口红还具有"光毒性"，专家们用两支 20 瓦的荧光灯照射混有大肠杆菌的口红，约有 20% 的菌种会产生突变，因为染料分子吸收 400～760 毫微米可见光的能量，就会使生物中的核糖核酸遭到破坏。专家们发现，常涂口红的女性中，有 30% 的人会出现嘴唇干裂、肿胀等过敏症状，还有些人会中毒，甚至产生癌变。

所以，女性还是少涂口红为佳。女性中皮肤娇嫩、体质脆弱者，对有害物质更敏感。涂口红者，在吃东西或睡觉前，应该将口红洗净，以减少毒质进入体内的机会。涂口红后，一旦有轻微发痒和异常感觉出现，即说明不适宜涂口红，应立即停止使用，以防引起口红过敏。

你知道香水的正确用法吗

女性在夏季常使用香水。香水使用得当，能使女性更富有吸引力。不过女性使用香水时，以下事项需要把握好：

◎ 香水用法

（1）香水通常应洒在耳后发际、衣领、手腕等处。如在手腕、颈部、发线下洒香水，则其香味会随肢体转动而飘溢散发，使环境空气倍加清新。

（2）香水不可洒得太多、太集中。最好在离身体 20 厘米处喷射。

（3）头发、腹下、额头等多脂多汗处以及鞋袜、裤内忌洒香水，以免适得其反。

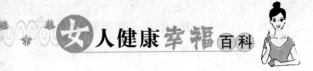

◎ 使用香水要注意性格类型

（1）活泼大方型女性，可选用水果香味、木香味的香水，可给人一种回归大自然的清新活泼的感觉。

（2）事业型女性，宜选择香味馥郁的香水，气味以淡雅为上。

（3）恋爱中的女性及喜爱运动、精力充沛、追求健美、节食的女性，宜选用带柑橘香味的香水。

（4）参加舞会及性感型女性，宜选用动物香料制成的香水，可表露典雅及女性化。

◎ 使用香水应有所变化

女性随着年龄增长及形象的改变，使用的香水也应适当调整。一般来说，年轻的女性可选择活泼的花香型，如茉莉、玫瑰花和兰花香型等。但这种花香型香水一般不适宜老年女性使用。老年女性的最佳选择是深沉的木香类。如檀木香等香水为好。上 30 岁的人使用木香型香水，会显得更加成熟而高雅。此外，女性在不同的场合也应该选择使用不同的香水。在空间窄小的地方，香水太浓会使人感到不舒服。如果在不该使用的场合大用香水，还会招致反感，例如在悲哀的场合根本不应该用。当然在影剧院等娱乐场所，或参加郊游、宴会、舞会时，可以多用些香水。

用手指抚平岁月的"痕迹"

（1）先在额部、眼角等易出现皱纹处涂上一些杏仁甘油，然后进行按摩。

（2）两手自然并拢，从鼻翼两侧开始，推至前额，然后两手分开，顺面颊推下，反复做50次，自觉面部微红发热为度。此法来自民间，按摩通常可以使面部皮肤血流通畅、温度升高、代谢旺盛、皮脂腺和汗腺的功能增强、增加皮肤光泽，对推迟和防止皱纹的出现有良好的作用。

让你越吃越年轻的食物

以下食物不但营养丰富，而且有消除皮肤皱纹、健美肌肤、防止皮肤老化和治疗皮肤病的作用。

◉ 红薯

红薯可供给人体大量胶原，多吃红薯可保持人体动脉血管弹性和关节腔润滑性，还可预防血管系统的脂肪沉着，防止动脉粥样硬化，减少皮下脂肪，避免人体过度发胖。

◉ 花生

花生中含有的丰富的钙、钠、钾、镁等矿物质可改变血液的酸性状态，对防治酒糟鼻有特效。花生油脂中80%为不饱和脂肪酸，所含甾醇可使皮肤润洁细嫩。脂溶性维生素K、卵磷脂、脑磷脂可延缓脑功能衰退，降低胆固醇。

◉ 番茄

番茄含有一种特殊成分——番茄素，并且含有丰富的蛋白质、脂肪、烟酸、苹果脱脂酸、果胶溶解酶和多种维生素及钙、磷、锌、铁等矿物质，不但能增强人体抵抗力，促进伤口愈合，还有祛除斑痕、抗皮肤老化、健肤美容的作用。

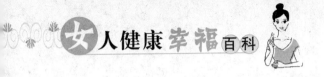

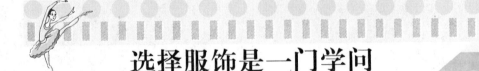

选择服饰是一门学问

许多人都有过这样的烦恼：站在衣柜前却找不到一件中意的服装——尽管衣柜里塞满了各式各样的服装。其实，人们往往对各类服装都有所偏爱，问题是能否掌握选择服饰的方法使服装的款式、颜色、搭配与自己的年龄、职业、肤色、身材等条件相得益彰，协调一致。

◎ 根据年龄选择服饰

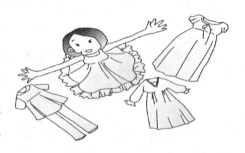

少女应尽量避免穿过于华丽的服装，如闪光面料制作的或缀有过多装饰品的服装，因为这会使少女失去清新、纯静之美，反而显得俗气。中老年女性的服饰要体现雍容、高雅、华丽、冷静的气度。在色彩上，不宜太纯，可以选择明亮的色彩，如暖色中的土红、砖红、驼红、红棕色，冷色中的湖蓝、海蓝、偏蓝、墨绿等，也都是比较鲜艳的色彩。另外，一些高明度的色彩，例如蛋青、银灰、米色、乳白色也十分淡雅。明快的色调，能表现出中老年人的特殊气质，黑白、灰色也能组成非常和谐的色调。在款式上，线条不宜复杂，以简洁为佳。还要有适当的放松度，不宜穿裹在身上的服装。在面料上，应趋于含蓄、高雅、挺括，以中高档为宜，体现中老年人的成熟、干练、大度之美。

◎ 根据肤色选择服饰

巧妙地运用服装色彩，可以扬长避短，充分表现自己的"美点"而掩盖缺点，这也是衣着打扮的高招。面色红润者，适宜穿茶绿或墨绿色衣服，不适宜穿正绿色衣服，否则会显得俗气；面色偏黄者，适宜穿蓝色或浅蓝上装，可将偏黄的面色衬托得洁白娇美，不适宜穿品蓝、群青、莲紫色上衣，否则会使面色显得更黄；面色不佳者，适宜穿白色衣服，显得健康，不适穿青灰色、紫红色服饰，否则会显得更憔悴。肤色黄白者，适宜穿粉红、橘红等柔和的暖色调衣服，不适宜穿绿色和浅灰色服饰，否则会显出"病容"；肤色偏黑者，适宜穿浅色调、明亮些的衣服，如浅黄、浅粉、月白等色，可衬托出肤色的明亮感；皮肤偏粗者，适宜穿杂色、纹理凸凹性大的织物，如粗呢等，不适合穿色彩娇嫩、纹理细密的织物。

◉ 根据体形选择服饰

面对款式众多的服饰，还要根据自身的形体条件加以选择，以使服装起到扬长避短的作用。首先，在装扮上应尽量避免任何一种与你的脸型相同的领口或发型。如果是圆脸，忌穿圆领口服装，忌戴大圆耳环，应剪外轮廓较方直的发型，用头发将脸挡住一部分，穿 V 形领、翻领和敞领服装，戴有坠饰的耳环或极小的链式耳环；如果是方脸，应留披肩发、穿 V 形、勺形或翻领、敞领服装，戴有坠饰的耳环或小耳环；如果是长脸，应穿圆领或高领口服装，穿马环衫或有帽子的上衣，将齐下巴的头发烫成团或卷，戴那种宽大的耳环。

其次，短颈者忌留长发，应穿敞领、翻领或低领口的上衣；粗颈者，应梳长而松软的发式，穿中式领、高领或窄而深的领，戴长珠子项链和领巾；长颈者，优美的脖颈无需掩饰，间或可用足够长的头发、高领口、紧围在脖子上的项链或围巾以及宽大的耳环来修饰脖子过长的缺点。

此外，大胸者应穿敞领和低领口的上衣或宽肩上衣，降低腰围，穿较宽松的上衣，系与上衣同色的细腰带；小胸者，应穿开细长缝领口和横条纹的上衣；短腰者，应穿使腰和臀有下垂趋势的服装，系与上衣同色的腰带，穿高腰的、上有褶饰的罩衫或带有裙腰的裙子；窄臀者，应穿宽松袋状的或在上部打褶的裙子、宽松的夹克，剪短发；宽臀者，应穿柔软合身竖条的下装，

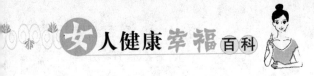

上衣和背心要长过臀围线，裙子最好有中央接缝；粗腿者，应穿腰边紧而下边宽松的裙子，上端打褶或直腿的裤子，也可穿长到膝盖的短裤或裙裤；短腿者，应穿一色的衣服，或短上衣、高腰外衣，鞋应穿中跟或高跟鞋。

◉ 根据搭配选择服饰

在注意时装与自身协调的基础上，还要注意其与其他饰物的协调组合。装饰物不外乎耳环、项链、手套、胸花、鞋帽、皮带、提包、头饰等。饰物的选择要从色彩、质感、形状和大小等因素来考虑，使它们与服装色彩、款式造型、面料质地相协调、匹配。同时，还应考虑到个人喜好和文化素养等因素。

最后，选择服饰还应考虑到个人因素，因为现代服装除了具有实用性外，已越来越多地体现出艺术性，服装已成为人们进行社会交往和展示个性特征的重要手段。一身好的服饰，只有在讲求内外协调一致的整体美时，才能更加体现美，这就是穿衣的艺术性所在。

不同身材如何搭配衣服

（1）体胖腰粗的女子选择衣服时要注意衣服的花纹图案，腰以上的式样和花纹图案最好成倒梯形，裙以下的式样和花纹图案成正梯形，这样的长裙可以使胖腰身不显得那么突出。

（2）横线条图案往往给人以矮胖的感觉，直线条图案则给人以瘦长的感觉。因此，体形矮胖的可选直线条的衣料；体形瘦长的可选横线条的衣料。如果体形属于上短下长或下短上长的，则可依此原理，利用两种线条图案的衣料上下搭配。

（3）臀部特别丰满并伴有臀位下垂的女子穿直裙或旗袍裙，就不大相宜，如改穿质料平挺的百褶裙，便能将臀部的缺陷掩盖一些。

（4）腿短的女子千万别选短裙，这会自曝其短。相反，穿一条长过小腿的裙子，就会使别人捉摸不透你的腿究竟是短还是长。

（5）臀位下垂而又腿短的女子，最好选腰身设计得高一些、裙身长一些的衣服。这样，就可以把臀部的缺陷稍加遮掩。

（6）裤腰加宽或将裤腰的中上部裁成尖形，可使腰细的女子相对显得腰粗一些。相反，把裤腰裁得窄一些，则可使粗腰不显突出。

（7）颈细肩宽的，外套应选深色的，衬衫则应选浅色的。因为浅色可给人以丰满感，深色则给人以窄小感。同样道理，臀部肥大的，下装宜选深色；而上身长、下身短的，一般来说上装的颜色应比下装深些。

特殊体形的着装技巧

体形特殊的人要格外注意着装技巧，以掩饰自己的缺点：

◎ 大腹着装法

最适合你的裙子或长裤是前面和旁边都打褶的。千万别穿中间打褶的裙子或中间有扣子的裤子及裙子，同时还要注意别系宽大的腰带和穿紧身的上衣，因为这会突出你的小腹，暴露你的缺点。

◎ 肥臀着装法

一片裙或轻柔些的打褶裙比较适合臀围大的人。长裤要穿宽松些的，上衣也要宽大，这样上下身才显得协调。

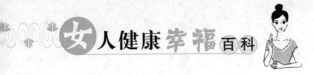

◎ 平胸着装法

通过戴胸罩可加高胸部，弥补乳房发育的不足。如果你穿上宽松的上衣，有荷叶边的最好，或穿着胸前打褶的衣服，就不会影响你的体形美。需要注意的是不要穿那些突出胸部的合身衣服。

◎ 巨胸着装法

首先要戴一件较挺括的胸罩，再配上简单而宽松的上衣，就可以使你的缺点不十分明显。最好穿开领的衣服，再戴上短项链，这样可使别人的注意力从你的胸部移到脸上。穿双排扣的夹克，或穿紧身、有前排扣的背心则会使你的缺点更明显。

◎ 小臀着装法

可穿长马甲，衣服的长度要正好到臀部。另外也可穿牛仔裤。千万不要穿迷你短裤。把上衣塞进裙子、裤子里，也会使你的臀部稍微凸一些。

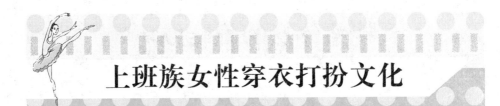

上班族女性穿衣打扮文化

世上没有一个女人不希望自己成为万众瞩目的性感尤物。性感的女人不是夜间活动的族群，也不是具有性魅力就算得上性感。性感的女人首先应是健康的，无论身心，然后是知性的，谈吐不俗，当然最重要的是她必须是女人中的女人。那种说不清道不明的女人味儿，像暗香浮动，触动心怀。上班族女性也可以性感，但在职场上要保持态度严谨，穿衣打扮自然应以得体为上。

◎ 贵气

基本款式：套裙。

呢制西服，内衬丝质吊带上衣，可以有些纤细的浮雕效果的绣花。粗犷的呢料和温香软玉般的丝绸搭配在一起，对比的情趣不言而喻，性感的效果自然强烈。如果再搭配一条高开衩的毛呢制服裙，那就非常完美了。这样的搭配适合工作环境比较自由的单位。也挺适合主管，不过裙子最好换成及膝的，衬衣可以穿也可以不穿。

◎ 休闲

基本款式：西裤 VS 衬衣。

笔挺的西裤看似古板，其实很性感，前提是要有漂亮的臀腹部和修长的美腿。白色或者深蓝色细格的棉质衬衫，修身的设计，半透明的质感，内衬白色吊带背心，将清纯和性感混合在一起。穿这样的衣服，可令你在职场人气大增。

◎ 简约

基本款式：针织毛衫 VS 长裙。

针织服饰有着良好的穿着感受，好的面料给人简洁中的奢华感，耐人寻味。剪裁是最重要的，宽大的休闲毛衫，不适合写字楼环境，合身的、小巧的款式才是白领们的恩物。

斜肩设计的黑色羊绒衫，对于出席酒会和上班，都是不可多得的。浅灰色的小洋装，同质地的七分裙，也可帮你塑造出既活力又成熟的上班族形象。

◎ 诱惑

基本款式：筒裙。

很安全的搭配，如果筒裙紧身又超短的话，则另当别论。办公室的穿衣规则是：坐下来，裙长在膝盖上方，不要露出大腿，站立时务必盖住膝盖，给人端庄优雅的感觉。不过衣着保守并不代表人就保守，性感不是靠衣服而是靠气质。

如果讨厌传统筒裙的刻板，可以开一个高高的斜衩，露出你的美丽和时

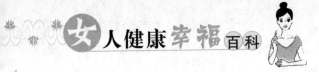

髻。也可以搭配贴身的羊绒衫，使自己曲线毕露，热力四射。不过在办公室里还是应该端庄些，不妨外加一件西服马甲或者开襟衫。否则遭遇性骚扰就不能怪别人了。

◉ 干练

基本款式：西服 VS 西裤。

不同质地和剪裁的套装，能穿出不同的感觉。总的来说，西服和西裤的搭配，帅气潇洒，自由豪迈。如果不穿衬衣，直接穿一件丝质西服，更是性感无边。

◉ 自由

基本款式：西裤 VS 套头衫。

近来运动休闲风吹得"日薪苦役"们心里颇不平衡。整天上班下班，案牍劳形，哪里有时间和机会去度假和健身？无可奈何之际，老板们说："星期五，你们随便穿。"一时间，牛仔裤、T恤、运动鞋、套头衫都纷纷出现在系领带喷香水的领导们面前。

其实不是星期五你也可以穿戴得自由自在。一件鸡心领的半透明毛衫，一条宽松的毛料裤子，甚至可以来一条鱼目混珠的宽松牛仔裤。

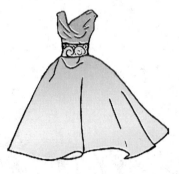

◉ 含蓄

基本款式：连衣裙。

连衣裙适合身材窈窕的女性。办公室常见的连衣裙款式类似套裙，长度或长或短，没有太多的限制。露肩的黑色连衣裙，长度及踝，流畅而华丽的线条，令身体的美无言地展示。

黑色神秘而性感，适合成熟含蓄的女性。这样的服装可以出现的场合比较多。服装的质地最好是挺括一些的呢料，丝和羊毛太柔软。上班时也可以搭配黑色或者棕色的开襟衫。

社交前必读的着装规范

参加婚礼、出席宴会、亲友欢聚、拜访师长、看望长辈时，穿着庄重大方，才显得有品位、有礼貌。春末夏初时，着浅米色、浅灰色、浅藕色等柔和色、中性色的西服套装，可给人以亲切、文雅的好感。人胖一点也无妨，可在服装的局部用与上衣面料同类色的格子斜料搭配，就可以从视觉效果上获得"苗条"的形象。

孩子的裙套装可用较为显眼的红色裙配浅黄色上衣，把其活泼可爱的身影在父母的优雅、温馨的衬托下显示出来，使三口之家在深浅有序变化的暖色调中趋于统一。去拜访经济条件不如自己的亲友时，则不要穿金戴银地过分装饰，以免会伤害亲友的自尊心，而适体、洁净的服装则能给人以平易近人、朴素随和的友好之感。

如何选择适合自己的内衣

自1900年法国女子萨洛特发明了适合女性生理特点的健康内衣以来，健康与舒适就逐渐成为女性内衣设计的基本标准。当然，在享受着内衣对身体细心呵护的同时，漂亮的款式也成了具有爱美天性的女性们在选购内衣类产

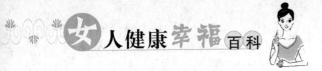

品，尤其是内衣时的首要条件。但是，漂亮的内衣往往不一定就是最佳的选择。那么，怎样才能既享受内衣应有的呵护又让别致的款式为自己增添一份自信呢？关键是要找到最贴体、最适合自己的。

我们在购买内衣时，通常依照什么做出判断呢？这其中包含了很多因素：广告的诱惑、价格的高低、设计的卖点以及舆论的导向等，而不仅仅是尺寸，然而尺寸却是最重要的。出乎意料的是，有相当多的消费者在购买内衣时相信毫无根据的身体尺寸，常年购买同一型号的内衣，并抱着"为什么要更换"的固执想法。还有为数不少的顾客反映"我去过不少的专卖店，几乎每家店推荐的尺寸都各不相同，究竟什么尺寸适合我呢？"

重要的是与乳房的圆周形状相吻合。现在市场上销售的内衣大部分都是加入钢托的，钢托附着于各类罩杯上（包括1/2罩杯、3/4罩杯、5/8罩杯和全罩杯等）。对于这类内衣来说，需要与穿着者的乳房圆周很好地吻合，这一点很重要，如果内衣与乳房的圆周形状不吻合，不仅穿着时毫无舒适感可言，还会造成一定的痛苦。

通常我们很难自己一个人来辨别乳房圆周的形状。对于那些胸部非常丰满、乳房周边较为清晰的体型来说，辨别起来相对容易，若非如此则较难。因为客观地评价自己的身体本来就很困难，再加上周围没有能够同时比较的对象，要做出正确的判断就更不那么容易了，因此，将这件事交给值得信赖的专家去解决不失为上策。胸部的涵盖区域较为广泛。作为乳房基础的大胸筋，包括了由臂根向胸点斜向延伸的部分，在胸筋的基础上由乳腺和脂肪等共同构成，而乳房的圆周外侧几乎到达腋窝。

如何通过适合的内衣来塑造理想的胸部呢？首先要清楚地掌握自身胸部的实际情况，其次需要了解内衣穿用中经常出现的问题，如胸部的脂肪被挤压后移向腋下，左右乳房的大小不同、掉肩带、钢托卡骨等，然后在此基础上，通过内衣不同造型的选择来重塑胸部的形态。

用挑男友的眼光挑裙子

每个爱美的女人，都希望在夏日的香气里拥有更多美丽的裙子，但是在选择的时候，面对货架上五颜六色的裙子，有的时候也会眼花缭乱、无从下手，现在，我们就来学习像选男朋友一样来选裙子。

买裙子虽然事小，但是仔细寻味，也是一件极具艺术气息的事情，眼光一定要独到，审美视角要透彻，就像选择男朋友的外形，不仅要选择帅气、漂亮的，更重要的是要选择符合自己身材和气质的，一旦遇到适合自己的裙子，就一定要毫不犹豫的出手哦，否则在以后的日子里，你的心里总会想着那条裙子而叹息遗憾。

仅就长短来说，短裙能使人感到轻松活泼；长裙则使人感到文雅、稳重。但也要根据不同年龄、不同性格认真选择，才能恰到好处。例如小女孩应穿短裙，这样就会显得更加天真活泼；青年女子的裙子应当稍长一些，使人感到文雅；中年女子穿的裙子长度要适中，才显得美观大方；年纪较大的女同志，则应选择肥大一点的裙子，式样朴素才有风度。不论是紧身裙、百褶裙、环口喇叭裙，还是西装裙、连衫裙，花样和色彩与身材和年龄一定要陪衬恰到好处才能既美观又大方。

另外，购买美丽的裙子时，不要被它的外表所蒙骗，否则受伤害的可就是自己了，一定不要冲动，仔细地看看款式、颜色、面料、做工上是不是让自己满意。一般好的品牌在面料和做工上不会有太多的问题，如果你对所看中的裙子很犹豫，就最好再好好地考虑一下，不要让它束之高阁，想穿又没法搭配，总觉得怪怪的，不穿又觉得可惜。这样就像跟一个不适合自己的男朋友在一起，在一起觉得别扭，说分手又觉得舍不得。一定要让买裙子成为一件随心所欲、信心十足的事。

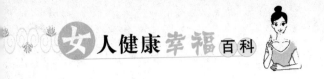

女人穿衣打扮须知

大多数时候，不美是因为不协调，一处败笔会毁了一篇美文，一个小动作、小疏忽所造成的缺陷也会破坏掉整体的美感。在穿衣打扮时，只要稍加注意，有些失误是可以避免的。

（1）穿浅色裙子或裤子时，不要穿着深色或有图案的内裤或衬裙，衬托出来的部分只会夺去整件衣服的美感。

（2）穿纯白的衬衫或上衣时，该选择与肤色相近的内衣而不是白色的。

（3）在穿着任何薄纱料子的衣服时，尽量选择接近皮肤颜色的内衣裤，如肤色、白色、吐司色、古铜色等。

（4）深色的上衣里，应选穿深色胸罩，如黑色、蓝色或肤色。

（5）如果无法避免让衬裙露出裙外（如开高衩的裙子），衬裙应穿着与裙子接近的颜色。深色裙配深色衬裙，浅色裙配浅色衬裙。

（6）穿着贴身服装时，特别要注意身体的线条，如胸罩的线条、内裤的线条，避免凹凸及不平滑的线条。

（7）避免强调自己身体的缺点，比如过粗的手臂却以削肩示人，又短又粗的脖子却选择高领的上衣，过粗的大腿却无法拒绝时下流行的迷你裙。

（8）穿高开衩的裙子时，绝对不可以只穿上一双半筒的丝袜。

（9）避免服装与饰物分别传达两种语言，造成互相冲突。例如一件镶有金扣子的衬衫，配上一条银色的皮带；脸上戴了一副金边的太阳眼镜，却配上一对银色的大耳环。

（10）袜子的颜色和质感也要与服装配合，穿着时下流行的轻盈纱质的西裤，却配上一双厚质的袜子，无疑会令人感觉突兀无比。

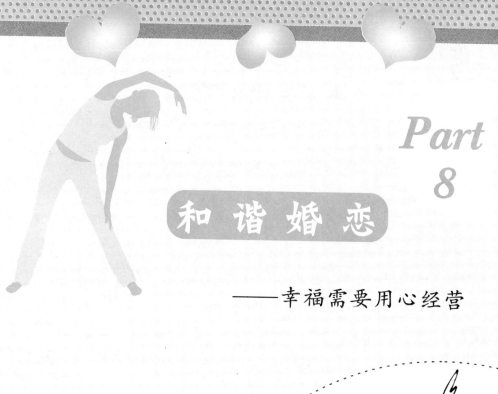

和谐婚恋

Part 8

——幸福需要用心经营

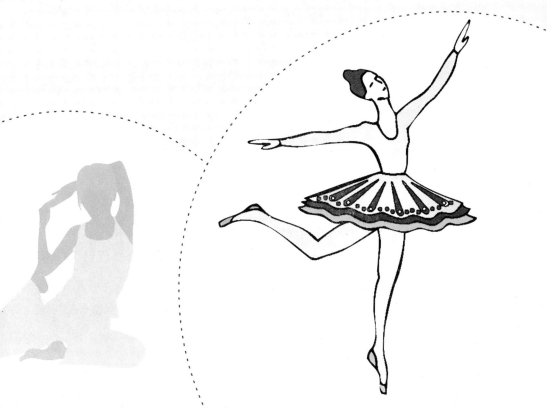

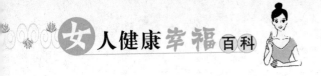

熟谙爱情的真谛

爱情是人类的一种特殊感情，是人类的一种崇高、圣洁和健康的高级精神生活，是男女在相互爱慕的土壤里培育的常青之树结出的一朵绚丽的花朵。

真正的爱情是一种高级的心理现象，爱情是一种高尚、纯洁和热烈的感情交流，它的表现形式是丰富多彩的：彼此间的温柔、体贴、爱抚，共同生活的快乐和分离的苦闷等。爱情标志着人的一种尊严，只有自爱心很强的人，才会深切地、强烈地去爱别人。一个没有自爱心的人，很难对别人有真切的爱。只有具有自尊的人、尊重人格尊严的人、很有理智的人，才会有深切的爱、细腻的爱、美好的爱。所以，在生活中，爱情能经受住种种考验而放射光彩。

真正的爱情是一种高尚的道德感情，爱情蕴藏着对对方强烈的义务感，一旦确立了恋爱关系，就不能"这山望着那山高"，更不能"脚踏两只船"，搞"三角"或"多角"恋爱，要互相真诚。

真正的爱情能给人以勇气和力量，不因对方的地位、条件等的变化而变化，也不因对方不幸生病、致残而消失。纯洁的爱情，两颗心是赤诚的，是心心相印的。爱情之所以珍贵和美好，是因为它不仅在顺利的条件下能共享欢乐和幸福，而且在困难的条件下也能风雨同舟、患难与共，各自都能从对方那里获得战胜逆境的勇气、信心和力量，尤其是在对方遭到种种不幸时，最能显示出一个人的精神面貌和道德情操。

真正的爱情既非环境所能改变，也非时间所能磨灭。青年女性们追求爱情的时候，唯有熟谙爱情的真谛，真正的爱情才会属于你。

了解自己钟爱之人的方法

世界上最难的莫过于对人的真正了解。许多夫妻相处了一辈子，却仍没真正了解对方。其实，对一个人，特别是对恋人的了解，是要全面观察、认真分析的。那么，女性在谈恋爱时该如何了解自己的恋人呢？

择偶时可以不讲门当户对，但谈恋爱时却要认真观察、了解、分析其家庭，观察其父母的品行、修养、心地、观念。如果父母品行好、心地善良、无私奉献，其子女的品行往往也是比较好的。只有认真观察、了解其家庭，才能对恋人的本质有所把握。

俗话说"物以类聚，人以群分"。在当前的市场经济中，人的分类更为明显、贴切。活生生的现实告诉人们，看一个男人，首先要看他的交往，看他的朋友，特别要看几个最要好、总在一起的"铁哥们"，便可知道这个人的本质。所以，女性要了解自己的恋人，也要看他的交往：一是交往内容，是研究工作，还是吃喝玩乐；二是交往的地点，是夜总会、舞厅、酒店、度假村、别墅，还是家中、单位、街头、公园；三是交往的人，是些正派、有职业、有文化、有共同爱好的人，还是些酒友、赌友、舞友、骗子、黑社会分子、暴发户、犯罪分子等；四是交往程度，是经常性、关系密切、积极主动，还是不定期、间隔时间较长。通过这四方面的了解分析，基本上就可以把恋人的归类搞清楚，恋人本质的内涵也就明朗了。

恋爱时，一般男人都会对女人表现得大大方方、无私奉献，不易识破其本质。但从其对父母、对好友、对亲属、对同事的态度，便可以分析出其私心是否过重。如工资不交父母，不交伙食费，还千方百计地从父母手中挖钱，

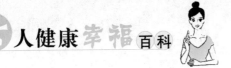

甚至连结婚、自己住房都要父母出钱；不论父母如何省吃俭用，自己依旧挥金如土、花天酒地，处处摆阔显富，这个男人就不能要。因为一个人如果对父母都非常自私，他对别人，包括妻子也不会无私奉献。

另外，很多女性认为，男子汉都胸怀宽大，其实这是一种误解。一般来说，胸怀大的男人的确较多，但小肚鸡肠的男人也不少，因此，还要观察恋人的胸怀。有的男人虚怀若谷，对家庭的困难，不怕；对妻子的误会，不计较；对有关妻子的流言蜚语，不信；对事业上的挫折，不气馁。有这样胸怀的恋人，你将终身生活在宽容、大度的氛围之中。他不会为鸡毛小事吵闹不休、争执不止，更不会整天与你争论高低，争个没完。观察家庭、观察交往、观察私心、观察胸怀，就可以真正了解恋人了。

择偶时不可太过挑剔

近年来，爱情因素在择偶标准中所占的分量有逐步上升的趋势。除此之外，择偶标准还包括心理素质和外形特征两个方面。心理素质主要是指人的气质、性格、爱好等，如人品好、能善待对方、能同甘共苦、志趣相投、有积极的进取心和事业心、勤快能干等；外形特征实际上是美感和性感的结合，显然，身材魁梧、英俊潇洒、风度翩翩的男子是更容易让人一见倾心的。

很多女性在择偶时总是期望对方既具备良好的内在素质，又具有漂亮的外形。然而，金无足赤，人无完人，任何人的条件都不可能令别人完全满意，择偶的个体差异很大，更何况现实和理想总是有一段距离的，任何过高的择偶标准都不切实际。

一份有关择偶要求的问卷调查显示，多数女性的择偶要求依次是感情、能力、品德、才学、气质、身高、相貌，经济基础和门第排在末两位。以上调查也说明女性在择偶时除考虑年龄和身高等自然条件外，也特别注重感情、品德、性格等心理因素，这种观念正是看中了人的内在本质，其次才考虑经济基础，因而是未来家庭幸福和稳定的首要保证。

女性择偶的 7 种心理类型

每个女性的择偶心理各不相同，并且择偶心理类型往往不是单一的，而是复合的，一般以某种心理倾向为主，由多种心理状态交织而成。这种复杂的择偶心理，主要取决于每个人的人生观、恋爱观、价值观等。这里只能人为地将它们分开论述：

◉ 以事业为重的择偶心理

这种心理把对方有无事业心和拼搏精神，作为择偶的一个重要砝码，把爱情的幸福寄托于对事业的奋斗之中。

◉ 追求精神满足的择偶心理

这种心理看重对方的思想感情、道德品质、性格爱好等，追求彼此心灵上的沟通和感情融洽。只要能在精神上得到愉快和满足，哪怕对方的经济条件、身体状况等方面欠佳，都无所谓。

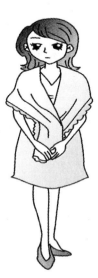

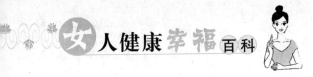
◉ **金钱至上的择偶心理**

这种心理比较普遍，尤其在经济落后地区。这些女性把对方的经济状况放在首位，她们结婚就是为了得到一个能满足他们吃、穿、住、玩的安乐窝，或者赖以生存的依靠。这种建立在物质、金钱基础上的婚姻是不牢靠的，因为物质条件是会发生改变的。

◉ **寻找政治靠山的择偶心理**

这种心理希望通过婚姻打通自己的仕途之路或者巩固官场上的"裙带"关系，即所谓的政治联姻。这种婚姻并不注重两人的情感和心理相容，更算不上什么知音，而把隐藏在婚姻背后的不可告人的动机放在爱情的首位。这种婚姻同样是不可靠的。

◉ **追求外表美的择偶心理**

这种心理在青年女性中占有很重要的位置。靠对方漂亮的外表产生的爱情也是短暂的。

◉ **要求十全十美的择偶心理**

有的女性选择对象时，会事先制订一系列标准，条条框框很多，凡不符合其中一两点的，哪怕其他方面都中意，也不在考虑范围。具有这种择偶心理的女性，常常会高不成低不就，成为大龄剩女。

◉ **游戏择偶心理**

这种心理以恋爱为名，玩弄他人感情，朝三暮四，其人生观、恋爱观是腐朽的，结果浑噩一生，也无法享受真正的爱情。

总之，择偶心理是多种多样的，每个女性都有不同于他人的择偶心理。以上所述不过是几种基本的择偶心理。有道是：以利交者，利尽则散；以色交者，色衰则疏；以心交者，方能永恒。

婚前准备你做好了吗

首先婚前要有生理上的准备，包括学习和掌握关于性的知识。到结婚前，应掌握比较完全的性知识，知道如何从生理、心理等各个方面去爱对方，而且要了解一些理论和技巧，而不至于到结婚时还一无所知。其次，要重视婚检。另外，婚前还应充分做好以下准备：

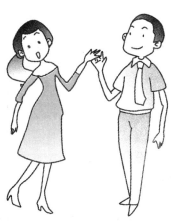

◉ 组成家庭的心理准备

谈恋爱时两人是单独生活，轻松自在。结婚后将一起生活，就需要双方互相谅解、适应，要共同承担家务，共同抚养孩子。女性在结婚前对这些实际的生活要有起码的精神准备，否则结婚后就会感到失落，容易感情破裂。

◉ 修身养性

在结婚前，对结婚后的生活最好想得实际一些，了解得多一些，不要想得太理想、不切实际。要有宽广的胸怀、豁达的性格，对生活中的琐事不要太计较。另外，结婚前要适当地休息一下，控制紧张、激动的心情，使身心得到放松。

什么季节结婚最好

　　一年四季，不同的气候条件对婚礼的举行都有一定的影响。虽无人规定哪些季节可办婚礼，哪些季节不可办婚礼，但人们举办婚礼的时间却呈现出一种季节性的规律。

　　一般说来，夏季气候炎热，气温很高，不适合举办婚礼，春季气候温度适中，百花盛开，秋季气候凉爽，晴空万里，都是比较适合举办婚礼的，冬季虽然温度低，寒风凛冽，从气候条件来看，不太适合举办婚礼，但每年冬季举办婚礼的却很多，这主要是由于我国人民一年中最重要的节日——春节是在冬季的缘故。

　　当然，气候对举行婚礼的影响不是一概而论的，而应该具体对待。如举行水上婚礼，夏季较好；举行冰上婚礼，冬季最佳；旅游结婚，春秋最好。所以，女性朋友在确定婚礼日期时，应该考虑到气候对举行婚礼的影响，并且根据自己选定的婚礼形式，具体分析应该选择哪一季节。

将彼此的心灵好好呵护

　　夫妻之间的幸福生活来自和谐的情感，而和谐的情感需要用心经营，双方需要的宽容与接纳、坦诚与爱护、珍惜与尊重，才能共同经营好这一份需要长相厮守的感情，让它成为幸福的源泉。正处在婚姻中的女性朋友，是否也正在经历着这样的幸福呢？如果没有，也许下面的文字能够帮助你。

心灵是人类感情最为丰富的地方，正常的心理需求得到满足，心灵才能得到抚慰，这在婚姻生活当中同样适用，只有双方将彼此的心灵好好呵护，才能抵达彼此内心最为柔软的地方，体会婚姻的幸福。

用一份情感将两个独立的人联系起来，需要双方心智和感情的融合。

◉ 用心尊重

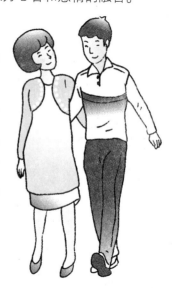

《左传》中记录着一个有关送饭的故事，丈夫身在田间耕作，贤惠的妻子做好午饭送到田头，恭敬地将食物交给丈夫，而丈夫也恭敬地接过午饭食用，妻子则站在一边恭敬地等待。这是古人用故事记载的"相敬如宾"的含义，而在现今的婚姻生活中，是不是也应该用互相的尊重来诠释这个美好的含义呢？

婚姻之中的两个人不需要真的如客人般相互尊敬，需要做的是尊重双方的内心感受和人格。不轻视贬低彼此的做法和想法，不损伤对方的自尊心，让彼此的心灵得到欣慰和满足，才能为和谐的情感打下一个坚实的基础，把幸福抓牢。

◉ 用心赞赏

每一个人都有自己的思想和意愿，也都希望通过自己的能力和智慧创造出令人瞩目的劳动成果，但并不是每一次努力都能取得预期的效果，于是人的内心就会受到挫伤，这时就需要对方的赞赏与肯定，相信自己拥有战胜困难和排除阻碍的能力，为自己增加自信与力量，助自己一臂之力。

每个人也都有自己的缺点和不足，适当地赞美对方，让彼此欢悦、惊喜、

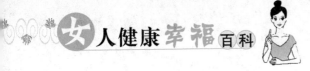

着迷，使心理得到满足，才能让双方用快乐愉悦的心情面对彼此，面对两个人的感情和生活，让感情更加和谐。

◉ 给双方足够的空间

人类生活的乐趣和问题不仅仅局限在家庭，同时还存在于工作、娱乐、朋友同事间等很多方面。和谐的情感生活需要夫妻双方留给彼此足够的空间，不轻易干涉两个人独立的正常交际和应酬，不轻易怀疑对方，接受其正常的习惯和爱好，让双方在不同的环境中处理需要解决和面对的问题，才能让两个人的感情在收与放之间得到升华，达到彼此心灵与情感的和谐。

◉ 用心倾听爱人的心跳

人类为了生活而忙碌和努力，难免会承受各种社会与人际压力，而人类又习惯通过倾吐不快来使心理得到慰藉和安抚，夫妻间应该学会接纳和倾听对方心灵和感情的脆弱，分担爱人的烦恼，帮助、劝慰、疏导、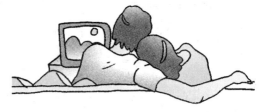排解其内心的痛苦，使其从矛盾中得到解脱，化解其不良情绪。这样才能让情感在倾听中得到巩固，使双方以轻松愉快的心情面对家庭中的婚姻生活。

◉ 用心给对方持久的爱

夫妻双方不断地用心提供给彼此持久的爱，能让两个人之间的感情不断加温，从而促进情感的紧密与和谐，使双方甘心为两个人的情感和家庭做出巨大的付出，使彼此拥有足够的安全感。用爱无限滋养两个人之间的情感和生活，才能让幸福的因子充满婚姻生活的每一个角落，并在彼此的心里快乐地生长。

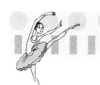

让丈夫感觉到你的爱

很多妻子总是一直在抱怨，认为丈夫在婚后对自己不像谈恋爱时那样迷恋了。确实，从浪漫的恋人变成相濡以沫的夫妻，激情往往都会悄悄地淡去。不过，做妻子的如果能从自己的角度看问题，是会找到让丈夫永远迷恋自己的方法的。下面这些技巧，你可以试试看。

◉ 当丈夫生病或处于逆境时

作为妻子的你要比平时更加温柔地关照他，使他感觉到家庭的温暖和爱妻的体贴，并更加需要与爱恋你。

◉ 多给丈夫以鼓励

他炒了一盘很不好吃的菜，应该对他说"很不错"。等他非常高兴时再说："比我还差一点。"这样，既让他有信心，又能让他知道自己还有待改进。

◉ 快乐地面对丈夫

可以不时透出点调皮、活泼的气息，随时幽默一下，让他感觉到你既聪慧又可爱。

◉ 当生活暂时面临拮据时

不要抱怨丈夫、说他无能，也不要将他与阔气的朋友相比，以免刺伤他的自尊心。更不要无休止地絮叨，而要勇敢地泰然处之，相信困难只是一时，而非一世。

◉ 不要经常当众斥责丈夫

这会令他难堪，并出现敌对心理和厌烦情绪。

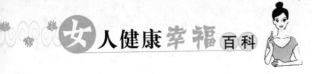

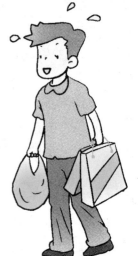

◉ 当丈夫买回一堆东西时

不要急于质问价钱，更不要嘲讽他不会买东西，怪他乱花冤枉钱。而首先要对他关心家庭的行为表示赞扬，再适时提出建议。

◉ 在丈夫感到疲倦时

为他安排一个安静、舒适的环境休息，而不要再滔滔不绝地向他讲述生活琐事，或者我行我素地支配他做事。

◉ 不要过分埋怨

他忘了你的生日或其他你要他完成的事，不应大发脾气、横加指责，可以委婉地加以暗示，使他自己察觉并且认识到错误。

◉ 当丈夫晚归时

不要用怀疑的眼光盯着他看，也不要劈头盖脸一顿训斥，可以先倒杯茶给他，听他自己解释一切。

◉ 当丈夫要求你陪他做某事时

你应尽量放下手中的事，予以满足，实在脱不开身时，可以委婉地加以解释和拒绝，而不要直截了当地回绝或随意地支吾了事，那会让他觉得你不看重他。

◉ 当丈夫因为工作不顾心而痛苦时

你要相信他、鼓励他，而不是奚落或埋怨，这只会加深他的痛苦，加剧两个人情感的离析。

◉ 看到丈夫与别的女性来往时

要大度地坦然相处，过分猜忌只会适得其反。

为生活制造一点浪漫

学会分享快乐，可以将自己每天的所见所闻讲给他听，多说一些有趣的事或笑话，还可以现编一件令他高兴的事，比如：某某夸你长得帅气。这些微不足道的小事儿，会让夫妻生活充满新意。

◎ 遇到高兴的事时

当遇到特别开心的事情时，可以先不告诉他，而是让他意外地发现从而得到惊喜。

◎ 每天做一件使他高兴的事

如为他买一件小礼物，做一样他最爱吃的菜肴，为他按摩，回家后给他沏上一杯香茶，吃饭时替他斟满一杯酒，说上几句赞扬他的话，都会使他高兴。

◎ 和丈夫结伴同游

远至外地风景区旅游，近至附近林荫路上散步，或是节假日一起逛商场、游公园、看展览会、走亲访友，这些都会为夫妻生活增添新鲜感。

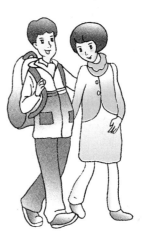

◎ 离别不只会产生离愁别绪

离别也会增添新意。到了他乡，你可以通过电话和网络向丈夫传递信息与情意，归来团聚时，更是别有一番滋味，所谓"小别胜新婚"，如果能在回家前

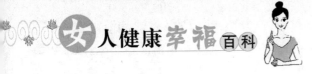
为他精心选购一件小礼物，更会为爱情增加分量。

在逢年过节、丈夫生日、结婚纪念日、丈夫职务晋升或获奖等喜庆日子里，作为妻子的你应该开动脑筋为他庆贺，但注意不要千篇一律。如，过生日不要总是买生日蛋糕，也可全家人到野外聚餐，还可给丈夫写一封充满情意的生日贺信，结婚纪念日里，如果能同丈夫一起到热恋约会时的旧地重游，更是别有情趣。

◉ 衣食住行这些日常事务也要经常更新

比如买衣服、做衣服，可以让丈夫当参谋，穿他喜爱的式样，做饭做菜时首先考虑到丈夫的口味。家庭陈设也应每隔一段时间变变样儿，添置些新家具。

◉ 夫妻性爱也应创新

在做爱的时间、场所、姿势等方面，要敢于打破旧框框，更灵活些、多样些，给夫妻性生活注入新鲜血液。

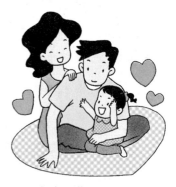

◉ 不要让孩子充当"第三者"

不要一切以孩子为轴心，不要把孩子放在夫妻关系之上，而要放在夫妻关系之中。父母围着孩子转，夫妻间的感情就会被剥夺或转移，进而妨碍感情的深化。

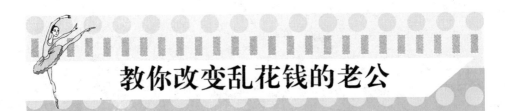

教你改变乱花钱的老公

婚姻需要两个人的经营，婚后的资金同样也需要做好计划。如果他在花钱问题上没有计划，大手大脚，朋友聚会时抢着买单，消费时随人推荐，不作比较，"只买贵的，不买对的"，面对这样的老公，你该怎么办呢？

当然不能放任不管，任其花钱如流水，但也不能进行经济封锁，让他失去所有支配资金的权利。可以采取民主的方式，根据两个人的工资情况，每个月定期地为家庭纳税，以此作为家庭的公共资金，使他觉得合情合理，这种用平静的方法不仅能让老公的钱包"缩水"，治疗他乱花钱的毛病，还能不费吹灰之力地为家庭攒下存款。

还可以每个月开个小会，向他传授一些有限资金的节省诀窍，或者计划共同省钱购买金额较大的大件商品，也能在一定程度上起到作用。

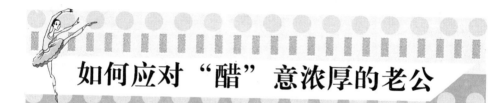

如何应对"醋"意浓厚的老公

如果婚姻中的男人愿意为妻子吃醋，代表他的心里在乎她，无疑是一件好事，但是过分地吃醋，以至出现不信任和猜疑，就会导致婚姻的不稳固。

友情深厚的男性朋友的一个聚会邀请，又或许是一个男同事打来的有关工作的电话，男人都可能会为此而吃醋。对于丈夫的过分吃醋，女性应该怎样处理呢？

邀请这些称兄道弟的朋友来家里小坐，让丈夫参与其中，并一同展开话题，或者带上丈夫一起去参加朋友的聚会，使其与你的朋友在同一个环境下轻松自然地交流，释怀其心里的不安和不信任，消除误会，并且很有可能使他们成为朋友。这些做法不仅使丈夫的醋劲全消，还能让其扩展交际圈，一举两得，不失为解决此类问题的好办法。

让婚姻安全度过危险期

多年的婚姻生活会使夫妻之间的一切变成例行公事。因此，你应该注意为婚姻生活注入新鲜血液，如牵手同游、制造意外惊喜等。

◎ 学会信任丈夫，放宽心胸

因为担心丈夫有外遇，而对他的行动过度猜疑，不停地监视丈夫以观察他是否对其他女性发生兴趣，反而会促使丈夫向外发展。

◎ 注意仪容、仪表

不论婚姻经历了多少年的风雨，你都应注意仪容、修饰外表、锻炼身体。

◎ 懂得如何接受、如何拒绝

怀孕时为了确保胎儿的安全，拒绝和丈夫同房的妻子，可能会使丈夫感觉自己因新生命的降临而受到轻视，导致出现外遇。

◎ 懂得给予丈夫适度的热情

丈夫出差时，因为心中寂寞，所以受引诱的机会也较多。因此，在丈夫出差前，不可发生争执，丈夫归来时，也应表现出欢迎的热情。

◎ 懂得给予丈夫鼓励

当丈夫性能力减弱时，不要对他表示失望，否则会使他向外发展，以求证实他仍是"男子汉"。当然，婚姻生活的危险期也不完全是由男人主动引发的，女人也会有"七年之痒"。但这可能只是生理经期和体内激素调节造成的

"非常时期"，应该注意控制自己。没有安全感、不能应付并解决婚姻中复杂问题的夫妻，有可能逃避到婚姻外的爱情世界里，而造成婚姻生活的危险期。这就要求夫妻双方共同努力，增强婚姻的稳定性。

当"第三者"不约而至

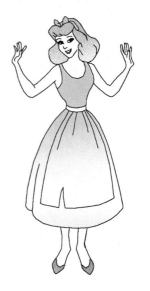

发现丈夫有了外遇，不要首先急于吵闹，否则只能加速感情恶化，把丈夫推向第三者的怀抱。检查发生外遇的原因，如果是自己对家庭呵护不够，对丈夫缺乏关怀，就要从自身改起。对于已经发生的外遇，不可以在亲友面前到处告状，否则会造成他无法回头的境地，即使以后外遇断了，夫妻间的感情也难以愈合。

如果丈夫对家庭仍然有一定的感情，并不希望离婚，这时你要和他心平气和地讲道理，说明利害关系，诸如对名声、地位的影响、对家庭的影响、对孩子的影响等，绝大多数的男人还是会明辨是非、改过自新的。

不要去质问、辱骂第三者，这样反而会使丈夫反感，失去商量的余地。同时，这种方法也不可能解决问题。

如果发现丈夫已经变心，而且对家庭毫不关心了，你也不必吵闹，只需客客气气地把他扫地出门，坦然换回解脱和追求幸福的自由。

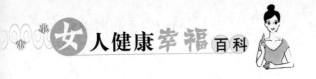

及时弥补感情上的裂痕

当婚姻生活中因为某些原因出现情感裂痕时，担当承认错误的角色的往往是男性，但如果女性能在此时适当地做一些让步，学会弥补和道歉，就能在很大程度上及时缝补感情裂痕，从而帮助保持婚姻的美满与完整。

◎ 女性也该学会说出道歉

女性应学会在夫妻争吵之后说道歉，女性道歉能够明显地加快情感的修复速度，对于恢复夫妻关系会起到比男性道歉更为有效的作用。

夫妻之间的道歉不需放在追究错误的根源上，不管吵架的原因是什么，错在哪一方，女性首先作出让步，通常很容易得到丈夫的回应，因吵架造成的情感隔阂也会更快地被消除。因为男性对于女性的道歉更易消除心理上的防备，接受心理活动和思维方式的改变。

然而对于婚姻中的争吵，女人往往因为本性中的倔强和任性，拒绝说出"对不起" 3 个字，并等待男性道歉，因此很多时候会成为缓和夫妻情感的障碍。所以女性即便不能亲口说出道歉的话，也应通过信件、纸条或是其他方式做出一个明确的道歉表示，放下倔强，给紧张的氛围一个缓和的机会。

◎ 道歉时间不要超过 48 小时

如果夫妻双方因为争吵而出现冷战，其中应该有一个人在 48 小时内做出道歉，以缓和夫妻之间的情感紧张。

任何争吵在道歉的问题上，都不应该超过 48 小时，如果超过了这个时间，就很容易使双方因为争吵而造成的裂痕长久留存，使双方的关系出现变化，但是如果道歉过早，由于时间短，对方不能适应快速的心理转变，不易在心理上接受对方的道歉，也不能使道歉收到很好的效果。因此道歉应在失言后的 10 分钟到 48 小时之间进行。

所以在争吵后若男方没能及时做出道歉，女性也不必为此表现出不良情绪，应学会在可以接受的范围内最有效的时间里，及时打破僵局，弥补感情裂痕，以取得夫妻情感最大化的恢复。

◉ 道歉后学会弥补

如果将道歉比作拉住情感裂痕的两端的绳子，那么弥补就是这股绳所承载的力量，只要有足够的力量，就能使裂痕得到更快的愈合。

虽然一方的弥补能一定程度地拉近夫妻之间的情感，然而单方面的弥补终究不能代替双方的努力，所以在做出道歉或是接受道歉之后，认真地给对方行为上的弥补，是快速恢复夫妻情感的好方法。

做一顿丰富的晚餐，买一条合适的领带，一起看一场有意思的电影，或是简单地端过一杯牛奶、一杯水，都能在不同程度上起到弥补的作用，在感情得到修复的同时，也会用小小的行动感动彼此，使双方情感得到进一步加深。

把握好冷战的时机和尺度

对付男人的某些恶习，若晓之以理、动之以情不能奏效，大吵大叫也不能让他戒掉，这时你倒不如试试冷战，让他收敛一些。不过，故意用冷战让对方改掉一些坏毛病，也要看准时机，掌握好尺度。

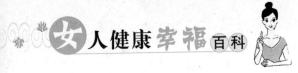

首先一定要让对方清楚，你是因为什么事情才对他冷漠的。如果他经常约会迟到，那么你就应该借着他某一次迟到的时机跟他闹僵，而不是在和他争吵晚饭吃什么的时候，牵扯到迟到的事情，于是越想越憋气，然后才跟他冷战。

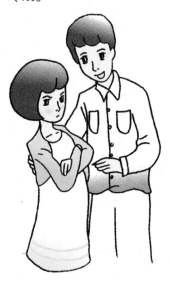

冷战不是乱战，有针对性的开战才能让他更好地自我纠正错误。冷战爆发，接下来你需要把控的就是冷战的尺度。什么时候收场、怎么收场，这些问题你必须事先算计好。

不和他见面，但你要保证24小时开机，以便他能随时找到你；不和他说话，但你可以通过其他途径表达自己的感受，让他明白你愤怒的原因，比如博客、微博或者朋友之口，避免他胡乱猜测，让隔膜越来越深。如果他主动向你妥协，你也要给他一个台阶，容他解释、改正。

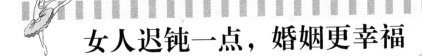

女人迟钝一点，婚姻更幸福

日本作家渡边淳一把"钝感"解释为迟钝的力量——接近汉语中宽容和原谅的意思。假如在柴米油盐的日常生活中，大家都能学会"迟钝"地对待对方的某些问题，那么夫妻关系就会好很多。如果你天生敏感，就赶快学习一下能让你更幸福的"迟钝"技巧吧。

◉ 别总逼着他遵守规矩

有些女人对生活细节很挑剔，希望丈夫处处符合自己要求的行为规范。比如，到家就换衣服、洗手等，但有些男人天生不愿意遵循这些"规矩"。这时你要知道，既然丈夫天性如此，那么不如干脆视而不见。因为不管怎么想，这些细节都不可能影响你们的婚姻——除非你总那么敏感。

◉ 不干涉他的爱好

不管是世界杯、欧洲杯还是亚洲杯，球赛毕竟不是时刻都有，90 分钟很快就过去了。为什么一定要让丈夫在情绪最高涨时回到你身边呢？你也会有自己的爱好，何必苛求丈夫放弃球赛呢？

◉ 凡事不必草木皆兵

比如看见他和别的女人在一起聊天，千万不要醋意大发，不分青红皂白就对他一顿痛骂。如果你不能确定他确实有外遇，就要考虑一下使用"钝感"了。并非每个女人都准备抢走你的丈夫，没必要草木皆兵。

◉ 原谅他的粗心

男人粗心健忘的时候，大多都是暴露他们的本性而已。女人千万不要把这种粗心等同于漠视或者冷淡，你不妨像忽略自己的小心眼那样忽略他的健忘。

◉ 允许他给家人买礼物

你的丈夫作为儿子、哥哥或者弟弟，为自己的父母、兄弟姐妹花些钱再正常不过了。就算稍微多一些，也不过是他太爱自己家人的表现，就像他同样深爱着你。你能平静地接受他花 700 元为你买裙子，为什么就不能同样平静地看待他为家人买礼物呢？

◉ 不必纠结他偶尔讲粗口

讲粗口并非人品问题，或许只是他在生活中形成的一种习惯而已。就像文质彬彬的人也会成为罪犯，说粗口的男人未必就是品德败坏。尤其是对待

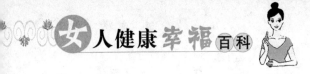
自己的妻子；偶尔一次并非指向性的粗口，只不过是他坏毛病中的一种而已，和抽烟喝酒没什么区别，只要不是经常性的，完全可以忽略不计。

◉ 原谅他存"私房钱"

一般来说，男人的私房钱数额都不会很大。不管是为了用起来方便，还是想在人前大方一些，都不至于扰乱自家的经济秩序。事实证明，没有那点钱你们一样过得很好。妻子们完全没必要胡乱猜疑，更不要表现得像一位精明的会计，力求弄清每笔钱的去向。

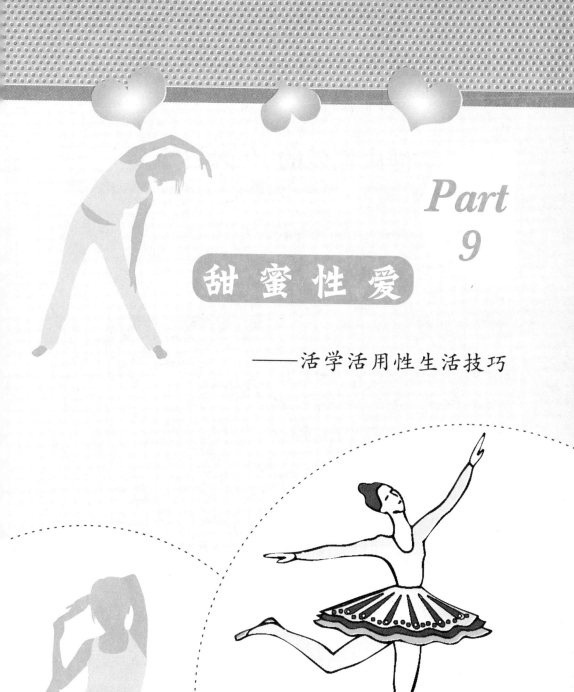

Part 9

甜蜜性爱

——活学活用性生活技巧

健康性爱的 10 大益处

美好的性生活不仅可以给你带来满足、愉快和幸福感，而且还可以减少生活上的压力，并且能使你看起来更年轻健康。以下是专家所提出的有关性爱的十大益处：

◉ 缓解压力

人类性爱研究专家指出，在进行性爱的过程之中，人体激素的释放使我们无法感到压力。这个反应甚至可以维持数小时之久，直至激素的水平回复整个身体系统的正常水平之中。

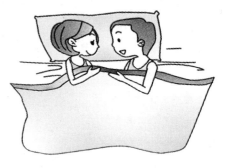

◉ 帮助你入睡

性爱时身体上的运动和情绪上的高涨会是完美的引擎，引你驶入梦乡。肌肉在兴奋时紧张，并在事后回复松弛，这个过程很明显地有助于休息和睡眠。

◉ 保持青春

英国药物研究中心的医生兼辅导专家约翰说：假如你不使用你的性器官，那么它会倾向于退化。性生活可提高阴道的润滑程度，并且滋润阴道。

◉ 提高自信心

性学家指出，有定期的性生活证明你和你的伴侣仍爱着对方。性爱时易于达到高潮会让你觉得自己更有吸引力，提高你的自信心。

◉ 改变你的外观

性爱时的刺激和运动会导致肾上腺素产生。这些激素能够提高皮肤的透明度，使它看起来明亮透彻一些，人亦漂亮一些。

◉ 使你和你的伴侣更亲密

包括情感上和身体上，当你和你的伴侣的关系倾向好的发展时，你俩的性生活也会倾向更好。你们可以通过性来与对方沟通，从而更显恩爱。

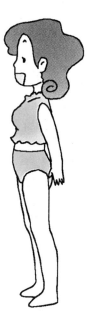

◉ 舒缓经痛

做爱时所释放的激素能松弛引起经痛的拉力，减缓痛经。

◉ 帮助延寿

有证据显示，婚姻美满的较单身的和离婚的更长寿，这与美满的婚姻与性生活有莫大的关系。不论生理上还是心理上，做爱都有益健康。

◉ 增强心和血液循环系统

性爱可提高心率和血压。假如你有激烈的运动，可对心血管系统达到良好的运动量。偶尔加速心率不会有任何害处，这是舒展你的心血管系统的另一种方法。

◉ 保持苗条

据调查显示，一个热烈的接吻可燃烧热量 12 卡，而 10 分钟的爱抚可燃烧热量约 50 卡。即使最迟缓地做爱，每小时燃烧的热量也可达 200 卡，假如在这个过程中你非常之热烈和兴奋的话，燃烧热量的效果是可想而知的。

性生活注意事项大盘点

◎ 忌酒后性交

中医经典著作《内经》中说："醉以入房，以欲竭其精……故半百而衰也。"明确指出酒后性交会加速早衰。现代医学还证实，男女任何一方饮酒后性交，如果女方怀孕，则易引起胎儿畸形等先天性疾病。

◎ 忌病中性交

男女任何一方在患病期间，抵抗力、体力都会有所下降，特别是能引起机体消耗较大的病症，如各种原因引起的发热、各类急性传染病等，除应积极治疗外，还应保证有足够的睡眠和休息时间，才能尽快康复。如果此间不顾身体状况和病情，随意进行性交，消耗精力和体力，会加重病情或拖长病愈时间。

◎ 忌累后性交

男女任何一方在强体力劳动后或参加剧烈的体育比赛后，身心急需休息，不宜性交。若在此时性交，必然消耗更大的体力和精力，身心疲惫不堪，不仅会减少性生活的快感，也会大伤元气，影响身体健康。

◎ 忌晨起性交

俗话说："黎明行房，身软一床。"起床前性交，之后因得不到充分的休息就要投入紧张繁忙的工作或学习，会造成精力不足。如果性交后能休息1~2个小时再起床，就可以了。

◉ 忌义务性交

任何一方若因某些琐事缠身，一时情绪欠佳，或苦恼、烦闷，或紧张、忧伤，应好好休息，不要为尽妻子或丈夫的义务勉强进行性交，这样会造成对性生活的反感，同时，也很难获得性生活的快感和甜美。

◉ 忌粗暴性交

不少男子的头脑中残存着严重的夫权思想，性欲一来，不管女方身体、情绪如何，只顾自己，甚至强行性交，这样不但达不到性欲的满足，还可能造成双方性冷淡、性欲减退等后果。新婚夫妻更要注意这一点。

◉ 忌重复性交

性交时间最好安排在睡前，之后可以好好睡觉休息，切不可一夜重复性交，这样会过度疲劳，有损健康。另外，平时也应节制性欲，不应放纵，否则会导致头晕、乏力、体弱多病，贻误事业。

◉ 忌特殊时期性交

月经期，子宫内膜剥脱，子宫腔有创伤面，此时性交容易引起生殖器官发炎，月经量增多或经期延长。另外妊娠期的头 3 个月和后 2 个月、产褥期等都要禁止性交，以免引起流产、早产或感染等。

性生活合理日程表

根据生物学的佐证，伴随着某种化学元素的兴衰，充满激情的爱只能维持 100 天。新婚蜜月，夫妻双方性欲强烈，难舍难分或许正是这个道理。新婚之后，为了家庭事业疲于奔波的同时，又该如何保质保量地开展"性"生

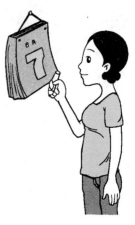

活呢？我们需要为爱制定一份日程表。

或者，把日子定在俩人都不是非常忙的星期四更好。周末当然不能错过，暂时把工作和生活琐事抛到脑后，也不用担忧第二天要早起。看过电视之后只想睡觉？那就把计划提前，不要把性生活规定成只有晚上睡觉时才能做的事。为何不能一进家门就给对方一个热吻？

所以，我们要主动出击，计划一次完美性爱，准备一场浪漫的约会，一起看一场电影，看完后要手牵着手回家，或者放一曲俩人都喜欢的音乐，在微醺中深情相拥。

女人如何面对第一次

新婚之夜意味着将要有初次的性生活，作为新娘，应该做一些必要的准备。首先是注意皮肤的清洁。全身皮肤特别是会阴部的清洁对于"新婚蜜月病"的预防至关重要。因此，性生活前后一定要清洗外阴部。其次要根据需要准备必要的避孕药具。为预防疼痛或插入困难，可准备一些含有镇痛剂的润滑软膏。再次要准备一些卫生纸，以供事后使用。另外还要准备 3～4 块纱布，以便需要时用于新娘压迫止血。最后要选 2 条大小适宜的干净毛巾，主要用于防止沾脏床单以及事后擦拭身体。

初夜是指刚结婚的夫妇第一个同床共枕的夜晚。因此，初夜性交的美好将对夫妻日后的生活产生积极的影响，意义非凡。当然，结婚前从未有过性经验的男女，对于初夜可能会产生一定程度的不安，尤其女性，对初次性交会感到不安，甚至有人还感到恐惧。

其实，新婚夫妻之所以对初夜感到不安，除了精神上的因素外，同时还有身体方面的因素。女性的不安，绝大多数都是因为过分夸大处女膜破裂所产生的疼痛。事实上，发育正常的女性的初次性交，一般没有想象中那样痛苦。当然，也不否认仍有些发育不全或阴茎插入阴道的角度不正确的状况导致初次性交无法完成的夫妇。在初次性交无法顺利进行的情况下，双方不要着急，应隔夜再继续。

就女性而言，单是对外阴的接触，往往就会产生兴奋与快感，因此，实在不必急于在初夜一定要将阴茎插入阴道。有些男性将初夜性交不顺利过分夸大，使得妻子产生自卑感，夫妻日后的性生活深受影响。也有正好相反的情况，男性由于过早满足，而忽视了女性的心理特点，这种情况同样也会产生不良后果。

要知道结婚初夜，即使只是两人同床共枕，彼此也可以感受到深深的喜悦与满足，所以不必太性急地渴望能进行完全的性交，或是达到高潮。

性交痛的原因有哪些

不少女性诉说性生活不但没有给她们带来快感，反而造成了难以忍受的疼痛，她们常常是在极不情愿的情况下才勉强接受性生活，最终总是以不快而结束。这就是所谓的性交疼痛。性交疼痛是指性交时阴茎向阴道内插入或在阴道内抽动，或在性交之后所出现的阴道局部或下腹部的疼痛。

浅表性性交疼痛只发生在阴道入口处，除阴道、尿道局部的损伤、炎症和畸形外，大多由阴道干燥所造成。由于炎症状态（如前庭炎）而有阴道口

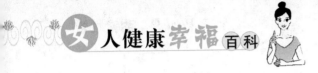

病损；感染（如前庭大腺或腺管的脓肿）；阴唇汗腺炎症；由于用不适当配置的或不充分滑润的阴茎套而造成的刺激；对避孕泡沫材料及膏或阴茎套有过敏反应；女性生殖道畸形（如先天性膈、处女膜坚硬）；皮肤病症（如硬化性苔藓）等。

深部疼痛则只在插入很深或抽动过于激烈时才出现。引起这种性交疼痛的原因很多，生殖器官、直肠、泌尿系统的各种疾病、先天畸形等都可能引起。子宫后倾、卵巢脱垂或囊肿、子宫内膜炎、盆腔炎等慢性感染、子宫内膜异位症及手术等造成的盆腔内组织的粘连，均可造成阴茎深插入或抽动可以加剧的深部疼痛。

一种较少见的特殊的器质性性交疼痛是锐性耻骨缘所致，它往往会造成阴茎插入的困难，且在插入时女方会出现锐痛。妇科检查时可发现女性的耻骨很宽，且有突出边缘伸向阴道之内，相当锐利，指诊时用手指向耻骨边缘的中心点略施压力，女性就会感受到性交时体验到的那种疼痛。

有时问题也可能出自男方，如阴茎严重畸形造成的性交疼痛，或男子在女方阴道尚未润滑就粗暴地插入。

其他原因包括无充分的滑润，往往是继发于不适当或不充分的性交前爱抚；绝经后黏膜干燥与变薄，还可继发于会阴切开术后的会阴修补术及阴道整形修补术后的阴道口过紧。精神性因素则与那些在女性性欲高潮中描述的相似。不适当的刺激或唤起的心理抑制均可造成不充分的阴道滑润及引起性交痛。

出现性交痛应该去医院的妇科门诊检查，根据病因做相应治疗，找出病因后性交痛大多可以消除。治疗包括纠正存在的病损与缺陷，例如，过紧的处女膜可在门诊给予扩展。在进行这种扩展治疗前，应先用麻醉油膏。还可在性交前在外阴涂抹一种镇痛的油膏。坐浴也可减轻外阴的痛苦。性交前应用水溶性滑润剂往往能防止疼痛与痉挛。有些人从后面插入可避免对敏感的尿道的压力，从而减轻疼痛。局部用的雌激素制剂或口服雌激素替代疗法对绝经后阴道炎的女性性交痛也有帮助。对囊肿或脓肿应当切除，感染的阴唇必须保持清洁与干燥，及时治疗外阴阴道炎，如果外阴肿痛，可用稀释的醋酸铝溶液局部湿敷，如果疼痛严重可用止痛药，如可待因 30 ~ 60 毫克口服及对乙酰氨基酚 500 毫克口服，每 4 小时 1 次。

性爱前戏，最动情的时刻

美好的轻触、亲吻和爱抚，这些动作能够帮助双方在真正做爱之前营造气氛，当两人进入激情高涨的状态时，再开始进行真实的性交。

应该用足够的时间，尽情地去探索彼此肉体的欢愉，新婚夫妇做爱应不必急于在第一时间就将彼此身上的衣物剥光，而是等到两人的兴奋程度和渴望都逐渐上升时，再逐一褪去对方的衣物。可以将一同沐浴或盆浴当成是性行为前戏的开端，这也是一个可以放松、沟通心灵并为对方准备好自己身体的方法。

在水中让彼此兴奋起来，可以让两人消除紧张和戒心，并让温暖的水将一天的疲惫冲走。这时可以在水中轻抚对方的阴部，在双方达到完全兴奋之前，可以花较长的时间来引发彼此之间的热情，例如相互抚摸、交谈、亲吻、探索对方的每一寸肌肤，直到两人都觉得那是自然的举动为止，并沉浸在被抚摸及抚摸对方的美好感受之中。

女性准备好接受对阴部的直接刺激时，可以主动引导男性的手，直接抚摸自己的阴部，或用阴部去摩擦男性的身体。注意什么举动会使双方都感觉很好。请不要认为对方天生就知道如何抚摸能让彼此都觉得非常舒服，或是有"他如果爱我，他就应该知道怎么做"的想法。接受配偶的引导，并将之视为对爱的渴望将提高双方的体验，从而明白对方真正的喜好。随着兴奋感的迭起，开始尽情享受阴部的刺激，但是不要始终刺激身体的一个部位。就大部分的女性而言，用手去触摸阴部或是用手指在阴蒂两侧抚摸所产生的刺激，比直接触摸阴蒂还要令人兴奋。

性生活的基础：抚摸、拥抱

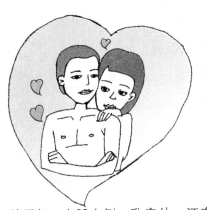

皮肤是一切知觉功能的基础，它具有丰富的神经末梢，男女间任何方面的接触，都不及抚摸、拥抱更为广泛和尽情。它一旦被激发，其情绪的陪衬极为浓厚。因此，在一切感觉之中，皮肤的触觉最缺乏理智而又最富有情绪，对女性来说更是如此，因为女性的性感区远比男性广泛。女性的性感区除了外阴部、大腿内侧、乳房外，还有唇、舌头及全身多处皮肤区。一般以阴蒂最敏感，乳房次之。有的女性乳房的性感更胜一筹。而抚摸、拥抱常常是以乳房与男性接触为主的皮肤接触，而且其接触点、面及接触程度可以尽情发挥。

大多数女性，尤其是少女，由于受各种性道德和性教育以及自卫心理的影响和限制，对性交总是不同程度地充满恐惧，有的害怕会破坏处女膜，有的害怕性交疼痛，有的担心怀孕，等等。因此，男性的抚摸和拥抱对她们来说更富有安全感，从而使她们在感受到性爱的同时，在情感上、心理上及身体上都得到满足。

在抚摸、拥抱的同时，往往会伴随着接吻。嘴唇是皮肤与黏膜移行的一个最敏感的连接处，在许多方面与阴唇、阴道口相似。同时，接吻时还可以使神经极为丰富灵活的舌头相互接触，男女嘴唇密切而长时间的接吻，配以舌头的吸吮、搅动、摩擦，其性感的强烈程度仅次于性交，从而更增加了抚摸和拥抱的性满足，使性爱得到升华。

女人做爱时要学会呻吟

在同房的过程中，有的女性常常会发出不同程度、形式多样的呻吟声或叫喊声，有的人形容像逼紧喉咙一样的呻吟，而有的人则形容为一种不间断的呻吟，也有的人形容像鸡鸣，还有人形容像忍受痛苦，更有的人用一些"哎哎、呀呀"等叹词呻吟来表达。

做爱过程中的这种情不自禁的声音，应该说是难于用语言来表达的。一般认为它是一种性爱的发声，也就是"性音"或"性声"。日本人用"得意的哭泣"或"感到满足的呻吟"等来表达。对这种叫声，有的男性抱以欣喜的态度，并以声音的大小作为女性兴奋程度或快感的判断标准。

对这种呻吟声公开表示反感的男性是极少的。并且多数男性都会因为自己的伴侣发出性满足的呻吟声而自豪。情侣在同房中发出呻吟声，完全是在性高潮即将来临时所产生的快感所致，是一种自然外露的生理反应。

从生理学上讲，女性在性爱中发出呻吟声有两方面原因。一方面因为接近或达到性高潮时，血中的含氧量会减少。这时候，女性便会因为陷入轻微的缺氧状态而呈现出眼睛失神、视线模糊、身体轻度痉挛等一系列所谓"性高潮症状"。血中的含氧量减少，二氧化碳就会相对增加，因此，呼吸必然会

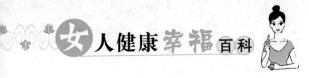

加快，就会自然发出特有的呻吟。

另一方面是临近性高潮时，女性脑中的"兴奋物质"会随之而增加，这种"兴奋物质"，人们对它的认识目前仍然是很有限的。但已经知道它能使人意识模糊，并有解除大脑抑制的作用。这一作用就会冲淡女性的理智，发出连自己都难以想象的叫声。有的女性对于自己是否发出过呻吟，事后竟然都一无所知。

为了鼓励丈夫，当太太的可以把同房之际的快感和要求，嗲声嗲气地"赞叹"、"吟唱"出来，也要不吝使用一些巧妙的"音符"，适时配合着"节奏"而"矫揉造作"。所以，任何一位追求性生活和谐美满幸福的太太切不可"表情木然"地紧闭着双眼，也不可"默不作声"地被动接受丈夫的"冲击"。

选择适合自己的性交体位

男女双方可根据自己喜好选择不同的性交体位，还可针对不同的体形，选择适合自己的性交体位。

◉ 高大型女性

最好采用缩短身体的体位，如屈曲位或后背位。

◉ 娇小型女性

一般动作比较敏捷，可适应各种体位，但如果男方相当高大，则不宜采取屈曲位和伸张位，最好采用坐位或骑乘位。

◉ 肥胖型女性

适合采用一般体位和后背位。

◉ **瘦削型女性**

最好采用坐位、后背位、侧位或骑乘位。

几个小细节催开性爱之花

许多女性凡事皆可与丈夫商谈，唯独性生活例外，她们不知应该怎样开口，才不至于遭到丈夫的非难。因此，女性大都有程度不同的性需求受到压抑。其时，你应该大胆地说出来，这样才能让你们的性爱之花开得更灿烂。一般来说，男性大都有以下这些性需求。处理好这些小细节，你与丈夫就能更加如胶似漆。

◉ **爱抚**

大多数男性喜欢浪漫的情调，他们希望妻子不仅仅是在做爱的时候才抚摸自己，即使平时也应来些拥抱、亲吻，但许多妻子根本不理解而令丈夫很失望。

◉ **爱的交谈**

对许多男性来说，甜蜜温柔的话语似乎比性交更为重要，这是激发男性情感与性爱的一个重要因素。特别是对刚刚进入新生活的新郎，几句赞赏的话语，会使他感到由衷地高兴。

◉ **温情的关心**

妻子们可能不知道，你们平时对待丈夫的态度和行为，将极大地影响着他在做爱时对你的反应。因为，男性往往把他们生活中的每一件事都相互联系在一起，作为一个整体看待。因而妻子平日多些体贴关心，能够使夫妻婚姻更幸福，性生活更愉快和谐。

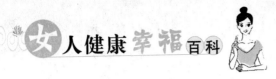
◎ 做爱后的抚慰

不少女性在做爱后就不再理睬丈夫，翻身呼呼大睡。此时，做丈夫的总是有一股说不出的滋味。因此，在做爱后仍要对丈夫继续爱抚，即使妻子实在感觉困倦，至少也应与丈夫相拥而眠。

甜言蜜语让性生活更和谐

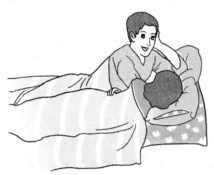

性爱不只是动手动脚，还要动嘴动舌，性爱中的语言是可充分开发的资源。俗语讲：好话一句三冬暖，冷语一句六月寒。夫妻间性爱是一个非常神秘、非常微妙的时刻，在获得生理、心理的快乐、需要的同时，生活中的甜酸也呈现出一种蠢蠢欲动的势态，心理承受能力处在相对脆弱期。如果双方都能抱着一种欣赏的姿态，真诚地用语言赞美对方，抚慰对方，就可以把蠢蠢欲动的不愉快因素压抑到最低限度，从而忘记生活中的烦恼。性爱中的语言已经超越了字面内容，是一种互相传递爱的信号的特殊密码。这种灵魂与灵魂的应答，能使两颗心之间架起一座绿色通道，让爱的快车畅通无阻，将性爱表现得淋漓尽致，性资源调动得壮丽辉煌。夫妻间真诚的爱是一个非常神圣而高尚的行为，只要真爱，什么动作都不过分，什么语言都是美丽的，那是生命中一曲最动听的交响乐章。正如奥修所说："爱是一个渴望滋养的欲望，爱就是从存在得到的根，对爱的欲望就是对神的欲望。"

性爱时的语言与性爱过程的配合是至关重要的。或用喃喃细语倾诉潜意识的感受和程度，或用浓浓柔情告知对方自身的理解和需求。这种"性话语"具有多方面的积极效果。

◎ 唤起性欲

　　人的性欲是需要唤起的，即使是夫妻，每次做爱也都需要一个求爱的过程，由一方发出要的信号，另一方做出给的应答。做爱是夫妻双方协同的行为，不是一方强求、另一方义务服从的勉强之事。因而，夫妻做爱，当一方有了欲望和要求时，就需要在眉来眼去之间，在动手动脚之时，加以适当的语言，向对方直接传递，询问对方的信息，引起对方的情欲，挑逗对方的冲动。或者，回忆以前做爱的快感，使对方进入同样的心绪。如果一言不发，强行来做，只会造成对方心理上的逆反，使床上行为冰冷无情，甚至于在一方应付一方的敷衍了事中草草收场。

◎ 交流感受

　　人的感受是需要交流的，即使是夫妻，每次做爱也都需要尊重对方的身心感受。在用身体感受对方情绪的同时，要恰到好处地使用温情语言，询问对方是否舒服，征求对方改进的意见。同时，要把自己对快感需求的愿望传达出来，争取对方配合，从而使双方在共同的快感创造中达到和谐与美满。否则，一意孤行，只图自己舒服，就有可能使对方反感，甚至要为你的粗暴无礼而忍受同你做爱的痛苦。

◎ 刺激兴奋

　　人的兴奋是需要刺激的，即使是夫妻，每次做爱也需要在过程中不时地运用调情语言，将对方的性反应强化。尤其是平常少有情话出口的夫妻，在做爱中放弃矜持，直抒爱意，赞赏对方的性反应，夸奖对方的性器官，等等，就更会出现意想不到的刺激效果。情话煽动着夫妻将种种不同往常的热情与疯狂激发出来，就很容易达到预期的效果。否则，一声不响两心无纳，即便一方已有高潮征兆，也可能在两个人的静默中稍纵即逝，酿成又一回无言的结局。

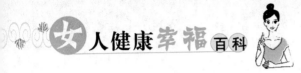

所以，夫妻做爱，此时有声胜无声，要真情所至。在床上喁喁情语，丝丝缠绵，莺歌燕啭无限，应该是每一对恩爱夫妻情不自禁的本能行动。不过，男人要学一点儿幽默，女人要多一点儿风趣，并且双方都要随和，才能将做爱中的"性话语"排练得精美得当。

永葆激情的性生活技巧

有的女性认为，在性生活中自己是被动者，不需要掌握什么性技巧。这可就大错特错了，和谐的性生活是需要两个人来创造的，女性懂点性技巧，可以让你们更"性福"。

◎ 语言技巧

如何有技巧地提高男人的性欲是一门艺术，透过语言传递感情，是最简单也是最有效的方法。俩人独处时，可借由闲谈进而聊些较贴身的话题，可用一句"我爱你"表达爱意，或说些赞美的话或请教他一些比较敏感的私人话题，例如"何时会产生性高潮？"这些问题会让男人产生遐想。在脑海中幻想类似画面，进而感到亢奋。值得注意的是，多数男性并不太能接受说话过于露骨直接的女性，所以在请教敏感问题时，最好表现出你是为了他才想知道的态度，表情切记要真挚诚恳。语言的调情要适可而止，千万别过火，若有似无地暗示才算高明。

◎ 视觉技巧

除了语言的暗示外，外表的打扮亦是吸引男性的方法之一。很多女性在婚后认为感情已趋于稳定，就没有装扮自己吸引爱人的必要，这是非常错误的观念，因为朝夕相处，许多以前未被发现的缺点都会毫无保留地呈现，很容易失去对彼此的新鲜感和期待。况且，一成不变的装扮，长久下来都会令对方觉得索然无味，更别说不修边幅的模样。所以，在婚后更要注意仪容，虽然不必天天进美容院，但也要有适度的修饰。男性对视觉与嗅觉刺激的反应极为敏感，女性可针对男性加以刺激，在装扮上多做点变化。

◉ 身体接触技巧

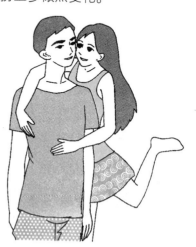

对于彼此而言，身体同身体的接触亦是传达爱意的重要行为。不但是两性之间最直接的接触，也是最易引起性欲的方法之一。不论是小鸟依人地依偎在他怀里，或者是大胆地拥抱都不失为挑逗的好方法。在看电视的同时，可轻轻依偎在他身边，边看边将他的手臂挽住自己的腰，让他产生顺势征服你的欲望；或者也可出其不意地从身后抱住他，胸部与其背部接触，激起他的欲望。

做好性后戏，让幸福延续

"性后戏"是指性交后双方亲密温柔的语言和动作等，即达到性高潮后的"余兴"。这种"余兴"对女方来说更为重要。一般地讲，男性更易性兴奋，达到性高潮也快，性兴奋消退的速度也快，所以在达到性高潮以后，往往会感到十分困乏。女性却相反，她们的性反应比男性慢得多，即使已经达到性

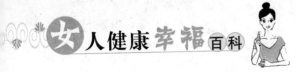

高潮了，仍然有一个较为缓慢的性兴奋消退过程，需要丈夫对她的爱抚。如果没有这个"余兴"，那么不仅在生理上感到有所缺憾，心理上也会不满足。因此，男性千万不可忽视"性后戏"，这也是决定夫妻性生活是否和谐美满的不可缺少的一环。

女性无"性"趣怎么办

在夫妻生活中，如果缺少十足的"性趣"，尽管你对丈夫温存体贴，关怀备至，可在丈夫的心目中，你仍算不上一个最理想的妻子，所以说，要学会提高"性趣"，并充分运用和发挥它。

◎ 对着镜子欣赏自己的身体，确认你的长处和优点

如果你身体发福，就认定自己是丰满的；如果你体态瘦削，就认定自己是苗条的。丰满与苗条都是女性的优点。即使你的肤色黑一些也无关紧要，它标志健康；如果皮肤白就更理想，有几个男子不喜欢女人冰清玉洁？这样做并非王婆卖瓜，而是一种信念的坚定。你必须首先对自己所有的一切都发生"性趣"，如果你没有"性趣"，对性爱生活也抱着不以为然的态度，那么你的丈夫对你也会兴趣锐减。

◎ 从媒介中汲取"兴奋剂"，激发你的"性趣"

一些女性往往不喜欢接受丈夫以外的性启示、性经验。她们仅仅凭着自己天生的经验和"灵感"，年年岁岁重复着一个古老的"故事"。她们以为这样就已经足够了。可是许多丈夫却渐渐地感到不如意了。如果你真的爱你的丈夫，想让他每天都能看到一个不同的你，就要学会从各种媒介中吸取养分。

比如报刊、书籍，通过读《性爱史话》、《海特性学报告》等，你会由衷地感觉到性爱确实是一门科学，其知识像海洋一样浩瀚无穷，绝不是简单意义上的原始机械的操作，并由此掌握夫妻性交的各种体位、方法。性爱媒介对于已经结婚有过性体验的你会发挥很大的作用——触动你的神经，促进你的"灵感"，激活你的"性趣"。

◎ 把性生活视为一种富有兴趣的游戏

你一定有一个难忘的童年，每天和小伙伴儿做着各种游戏。游戏时你很投入、很认真，绝大多数时候会因为游戏忘记了写作业，忘记了回家吃饭。为什么你忘记了别的所有事情？因为你对你所做的游戏感兴趣，道理就这么简单。可是当你长大结婚成家后，因为工作劳累、家务繁重，对生活以外的所有事的兴趣可能都淡化了，甚至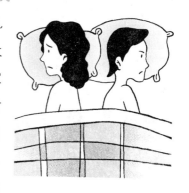淡化了本属于生活中一个重要部分的夫妻性生活。这样做你就错了。对性生活敷衍了事，"性趣"不高，会渐渐失去丈夫对你的倾心，甚至导致丈夫移情别恋、家庭分崩离析。对待性生活的正确做法是把它视为一种童年的游戏，不要吝惜一顿饭的时间或者一个精彩的电视节目。如果你确确实实把性爱当成一种游戏，你就会回到童年，就会对它忘我地投入，无所顾忌地"性趣"盎然。

妻子在性生活中任其摆布或消极等待的做法都是错误的。在错误的前提下，你的丈夫虽然能够完成"本职"工作，但也仅仅是草草收兵，心中怅然若失。必须让你的丈夫看出你对性生活是"性趣"十足的，这样他为了一种责任感，会全神贯注地投入、淋漓尽致地发挥，于是你们就会得到更多、更圆满的性爱欢乐和享受。

性生活次数影响精液质量

性生活的次数对精液的质量有影响吗？精子在睾丸内生成后就进入附睾，大约有一半会在到达附睾尾之前就老化、分解、被吸收了。平时储存在附睾尾中的成熟精子占整个生殖道中的70%，只有2%储存在输精管内，其余的都储存在输精管壶腹。精囊不是精子的储存库，但在性静止期精液会有少量流入精囊，并把精子带进去，禁欲的时间越久，储存在里面的精子也就越多。精子在附睾内达到成熟，获得了为受精所必需的运动能力。附睾的这种环境对于精子的存活还是有利的。但精子也不能无限期地存活下去，在储存过程中会逐渐衰老，并丧失活力。精子头部胞浆可出现黑点，头部可以全部着色或完全不着色。

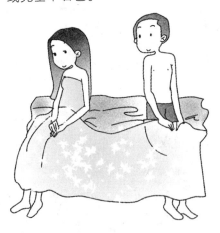

随着排精次数的多少，附睾内衰老精子的解体和新成熟精子的产生之间，将形成一种动态平衡，维持一定的储备。长期中止性生活时，会首先失去受精能力，然后失去运动力，最后在输精管内解体，结果导致精液质量下降，即衰老精子的比例会不断扩大。比如夫妇两地分居长期节欲后，前几次射出的精液中所含的老化精子必然较多。老化的精子因顶体发生改变而受精能力下降，若受精的话也会由于染色体和脱氧核糖核酸含量的改变而易使胎儿的中枢神经系统发育受到影响，造成智力低下、畸形，或导致流产。从增加受孕的机会看，禁欲太久是不利的，同房次数太少，精子与卵子相遇的机会也少，这样对于不育者来说也是不利的。

国外曾对射精频度与精液质量的关系作过详细的临床研究。志愿者每天手淫 1 次采集精液标本，共采集 21 天。在试验前每人取 3 次精液样本，每次采集之前禁房事 3 ~ 5 天，取其平均值作为自身对照。结果发现在试验的最初 4 天内，精子密度、精液量及精子总数逐步减少到对照值的 70%、60% 及 50%。睾丸外精子储备排空后，则各指标趋于稳定，并维持到第 21 天。这 3 项指标在试验第 5 ~ 21 天时相对稳定。当禁欲时间少于 12 小时的情况下，精子密度和精液量减至对照值的一半，精子总数下降更明显，只为对照值的 28%。说明禁欲 24 小时就能使精子储备迅速增加。因此，有必要在估计的计划受孕日前禁欲 3 ~ 5 天。采取隔日同房 1 次比每日同房 1 次更能增加女方受孕的机会。

性爱后发生腹痛应查明原因

正常情况下，性交后是不会发生腹痛的。但有少许女性在性交后会出现腹部疼痛，这是什么原因呢？引起性交后腹痛的常见原因有：

◉ 应激状态

女性尿道和膀胱底部靠近阴道，子宫、附件与阴道的关系更为密切，容易遭受外来压力及生物因素刺激。当性欲冲动、性器官充血时，盆腔脏器组织会发生程度不同的"应激反应"，组织发生收缩或痉挛，从而引起腹痛。这种腹痛多见于首次性交的人，逐渐适应性生活后，腹痛会自然减轻。

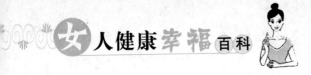

◉ 挤压综合征

若男方体形粗大，性交时用力过度，会使女方腹部压力骤然升高，子宫、膀胱、肠管受到重力挤压，肠管可出现逆蠕动而致腹痛。

◉ 体位不当

有的夫妻采用女上位性交时，子宫、附件等器官发生位置变动，并对周围组织产生牵拉作用，造成下腹及腰部隐痛。持久性性冲动引起盆腔瘀血综合征，也可出现急性或慢性腹痛。

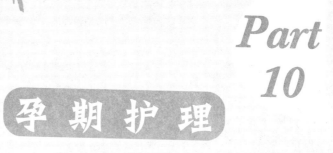

Part 10

孕期护理

——孕育出最健康的宝宝

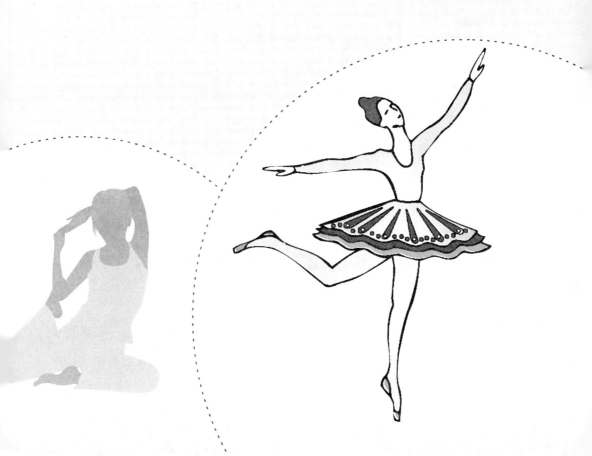

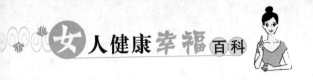
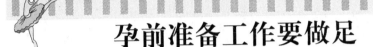

孕前准备工作要做足

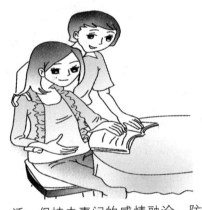

　　为了做到优生优育，年轻夫妻应该制定一个育儿计划，提前半年学习必要的孕育知识并开始做一些准备工作。这对于生养一个健康可爱的宝宝是非常重要的。首先，未来的父亲要把烟酒戒掉；尽量避免到污染严重或不卫生的场合去；进行体育锻炼，强健体魄，提高身体综合素质；合理安排家庭生活，保持夫妻间的感情融洽；防止病毒感染，慎服中、西药及各种补品；长期口服避孕药的母亲，须停药6个月以上方可受孕。当然，夫妻双方也不要忘记到有关医疗服务机构进行遗传咨询，看自己是否适合怀孕。这一切都准备充分后，还要做好生理准备和心理准备。

情绪不稳定是优生的大敌

　　心绪，是指夫妇孕前在情绪和心境的状态，它对女性孕期母子健康有着微妙的影响。因而，我们必须注意夫妇孕前的心绪。情绪是人心理活动的表现。从性质上说，它可以分为积极的、消极的或不确定的三种状态，这三种状态的形成，与一个人的期望值和产生值之间的关系有着密切联系。比如，有一对夫妇，希望很快地顺利怀孕，但由于某种原因未能如愿，就有可能导致消极的或不确定的情绪状态的产生；相反，如果这对夫妇持坦荡、乐观的态度，即使没有及时妊娠，也仍然会保持积极的情绪状态。

心境是使人的其他一切体验和活动都染上情绪色彩的一种持续时间较长的状态。它有暂时的和稳定的两种表现形式。夫妇之间，彼此的心境有强烈的感染性，它的形成，同社会、家庭、生活、工作和健康等因素有关。因此，善于协调上述各种因素，特别是善于处理上述因素导致的夫妇间的矛盾，是保护良好的孕前心绪的前提。

孕前饮食要多花心思

一般来说，人们比较重视怀孕后的营养。但实际上，孕前营养也很重要。计划受孕前，食物不要太精细，食用五谷杂粮最好。加上适量的含有丰富的促进生育的微量元素锌和各种维生素的花生、芝麻等，含动物蛋白质较多的猪肝、瘦肉，以及新鲜蔬菜和各种水果，就会对男子精液和女性卵子的产生起到良好

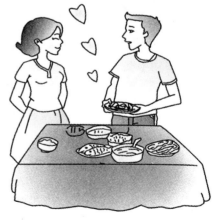

的促进作用，同时应注意食物不能太咸，尤其是炒菜应少放盐，过多摄入盐，可能使怀孕期间出现高血压和水肿的隐患。

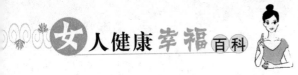

合理的饮食除能提供合格的精子、卵子外，还给准备受孕的女性提供了在体内储存一定营养的机会。因为在妊娠早期，胚胎需要的营养还不是从母亲每日的饮食中汲取，然后通过胎盘来输送到胎儿体内的，主要是从子宫内膜储存的营养中取得的。倘若在怀孕前期营养不足，无法储备，怀孕后又因妊娠反应较大，呕吐频繁，不思饮食，势必影响到胎儿大脑发育时所需要的营养供给。这是因为胚胎先发育大脑，妊娠第 10 ～ 16 周这段时间，是胎儿大脑发育的第一个高峰。

补充肾气，让你交好"孕"

天下做父母的，都希望生个健康、聪明、活泼的孩子。父母的健康，是孩子健康的基础，这是谁都明白的道理，可是做起来却很不容易。要想生个健壮的孩子，在身体健康的同时必须做到如下几点：在 30 岁左右结婚（女的 24 ～ 28 岁，男的 25 ～ 30 岁），结婚后同房次数以房事后不感觉疲乏为宜，保持男女双方健康。凡是男女有一方正在生病，或病虽然好转、但未完全康复之前，不得要孩子；保持肾精的充足，采取食疗与药疗相结合。

男方或女方出现肾阴亏（症见腰痛、耳鸣、口干，同房时，男方精液少，女方阴道分泌物少）均可用以下滋阴补肾法。

1 食疗方

黑大豆、黑芝麻各 30 克，新鲜猪腰 1 对，或猪尾骨 60 克同煲食，可放少许精盐调味，每天 1 剂，或 3 天 1 剂，连服 1 个月。

2　药疗方

杜仲、桑寄生各15克，女贞子、山药、山萸肉、枸杞子、核桃肉各10克，炙甘草6克，每天1剂，水煎服。或用六味地黄丸每天3次，每次1丸，连服1个月。

如果出现肾阳不足（男方症见腰痛、小便多、性欲减退、阳事勃起无力或阳痿；女方症见腰痛、小便多、性欲减退），可以下方疗之。

3　食疗方

猪鞭（狗、牛亦可）1条，羊肉30克，煲熟后加入30~40毫升三花酒冲服。每天1剂，连服1个月。鲤鱼卵30克，煲熟后，加入少许三花酒冲服。鸡睾丸30克煲熟后，加入少许三花酒冲服，每天1次，连服1个月。

4　药疗方

仙灵脾、仙茅、巴戟天、补骨脂、韭子、川断各10克，炙甘草6克，每天1剂，水煎服，连服1个月。附桂八味丸或龟鹿补肾丸，连服1个月，每天3次，每次1丸。

调整孕前的衣食住行

怀孕是一件慎重而幸福的事，一般夫妻都会有计划、有打算地进行。女性的孕前调理是怀孕前最重要的准备，包括饮食、起居、运动、护理等各方面的调节，孕前调理的时间一般需要3~6个月，因此打算怀孕的女性，在怀

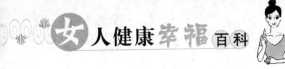

孕前半年就要开始一系列的身体调理。除了基本的身体调理，对生活中一些小细节的把握，也有助于孕前女性更好地调理身体。在孕前，要加倍关注自己的衣食住行。

◉ 穿着方面

国外已经发现，经常穿紧身裤的男性，由于睾丸压向腹股沟而增温，以致造成生精功能减退，所以要提醒喜欢穿牛仔裤的新婚男性注意。女性在衣着方面宜宽松，使乳房及腹部能够保持自然松弛状态，以利于生理功能的协调。

◉ 饮食方面

男女双方均应禁忌刺激性的食物，尤其应禁酒和烟。最好不要偏食碱性或酸性食物，以免破坏身体酸碱性的平衡。

◉ 环境方面

居住环境应尽量避免噪声污染；应尽量躲避有害于生育的放射线源的危害。

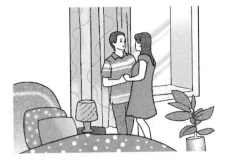

◉ 行动方面

在行动方面应避免过分剧烈的运动方式，因为过于激烈的竞技心理状态，往往会影响生理机能的平衡。如果必须参与，应适当推迟孕期，以期获得尽可能完美的优生效果。

要宝宝之前，夫妻应戒酒

资料说明，经常酗酒的夫妇怀孕后自然流产、早产、胎儿发育不良、死胎、死产的发生率较常人明显升高，幸存而出生的以后可能更不幸！因为其中有 32% 的婴儿先天性智力低下。中国自古也有"酒后不入室"的说法，意思是说酒后不要同房。酒精是生殖细胞的毒害因子。酒精中毒的卵细胞仍可与精子结合而形成畸形胎儿。要想避免此种情况，应等这种中毒的卵细胞排出后，新的健康的卵细胞成熟，再考虑受孕。酒精代谢物一般在戒酒后 2 ~ 3 天即可排泄出去，但一个卵细胞的成熟至少要 14 天以上。因此，准备怀孕的女性至少在 1 个月前就应该忌酒。

想怀孕，"问"过口腔了没

计划怀孕的孕妇千万别忘记口腔的孕前检查。保证牙齿的健康，也是安全度过妊娠期的前提之一。一般来说，孕前应该进行下列项目的口腔检查：

◉ 牙龈炎和牙周炎

女性在怀孕后，体内的雌性激素水平明显上升，尤其是黄体酮水平上升很高，会使牙龈中血管增生，血管的通透性增强，容易诱发牙龈炎，这被称作"孕期牙龈炎"。研究证实，怀孕前未患牙龈炎的女性，其怀孕后患"孕期牙龈炎"的比例和严重程度均大大降低；而在孕前就患有牙龈炎或牙周炎的女性，怀孕后炎症会更加严重，牙龈会出现增生、肿胀，出血显著，个别的牙龈还会增生至肿瘤状，称为"孕期龈瘤"，极容易出血，严重时还会妨碍进食。另外，患者牙周袋中细菌毒性增加，对牙周骨组织的破坏也加重，往往可引起多颗牙齿的松动脱落。如果是中、重度的牙周炎，孕妇生出早产儿和低体重儿的机率也会大大增加。所以，怀孕前应该进行牙龈

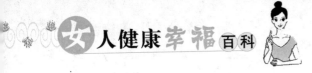

炎和牙周炎的检查和系统治疗。

◎ 蛀牙

孕前生理的改变和饮食习惯的变化以及对口腔护理的疏忽，常常会加重蛀牙病情的发展。一旦爆发急性牙髓炎或根尖炎，不但会给孕妇带来难以忍受的痛苦，若服药不慎也会给对儿造成不利影响。另外，有调查证明，母亲患有蛀牙，生出的小宝宝患蛀牙的可能性也大大增加。原因之一就是母亲是婴儿口腔中致蛀牙细菌的最早传播者。所以，怀孕以前治愈蛀牙无论对自己，还是对小宝宝都是有好处的。

◎ 阻生智齿

阻生智齿是指口腔中最后一颗磨牙（俗称"后槽牙"），由于受颌骨和其他牙齿的阻碍，不能完全萌出，造成部分牙体被牙龈所覆盖。以下颌第三磨牙最为常见。阻生智齿的牙体与牙龈之间存在较深的间隙（医学上称为"盲袋"），容易积留食物残渣，导致细菌滋生、繁殖而直接引起急、慢性炎症，就是通常说的"智齿冠周炎"。由于智齿多在 18 岁以后萌出，且智齿冠周炎又最容易发生在 20 ~ 35 岁之间，而这个年龄段恰好是育龄女性选择怀孕的时间，所以要想防治这种病的发生，就应该在孕前将口腔中的阻生智齿拔除。

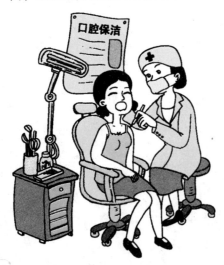

◎ 口腔卫生

女性有怀孕的打算后，就应当到口腔科（最好是专门为准孕妇检查的口腔科）做口腔卫生状况检查，接受口腔大夫的健康指导，这是非常关键的一点。孕期口腔常见病都与口腔的卫生状况密切相关，需要知道如何正确地刷牙和使用牙线，以及孕期如果患口腔科疾病，何时进行治疗是安全的等。

孕前不可滥服安眠药

有些女性结婚后由于操劳和生活不习惯等原因，常常导致失眠、乏力、头昏、目眩等症状，甚至出现精神上的疾患而影响正常的婚后生活，于是选择服安眠药控制症状。这种做法是十分错误的，它不但不符合科学道理，而且对身体有害。

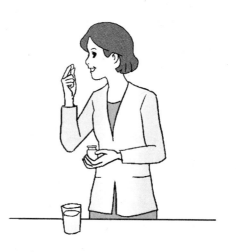

安眠药对男女双方的生理功能和生殖功能均有一定损害。安定、利眠宁、丙咪嗪等都可作用于间脑，影响垂体促性腺激素的分泌。男性服用安眠药可使睾酮生成减少，导致阳痿、遗精及性欲减退等，从而影响生育能力。女性服用安眠药则可影响下丘脑机能，引起性激素浓度的改变，表现为月经期间无高峰出现，造成月经紊乱或闭经，并引起机能障碍，从而影响受孕能力，造成暂时性不孕。为了避免影响双方的生育能力，新婚夫妇或准备怀孕的夫妻不宜服用安眠药。一旦发生失眠现象，最好采取适当休息、加强锻炼、增加营养、调节生活规律等方法来解决。

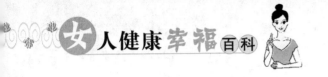

实现高质量受孕的方法

　　要实现受孕，夫妻之间性生活的质量是非常重要的。研究表明，女性在达到性高潮时，阴道的分泌物增多，分泌物中的营养物质如氨基酸和糖增加，可使阴道中精子的运动能力增强。同时，阴道充血，阴道口变紧，阴道深部皱褶伸展变宽，便于储存精液。平时坚硬闭锁的子宫颈口也松弛张开，宫颈口黏液栓变得稀薄，使精子容易进入，而性快感与性高潮又促进子宫收缩及输卵管蠕动，有助于精子上行，从而达到受精的目的。数千万个精子经过激烈竞争，强壮而优秀的精子与卵子结合，孕育出高素质的后代。所以，恩爱夫妻生下来的孩子健康、漂亮、聪明的说法是相当有道理的。

　　以受孕为目的的性生活特别需要性高潮，可以借助微弱的粉红色灯光，把恩爱的神情、温柔的触摸、亲昵的拥抱、甜蜜的接吻等在直视下传给对方，使爱之情感得到升华。

营造温馨的室内环境

　　居住环境，是人们休息、学习的地方，人生大部分时间都是在居住的环境中度过的。良好的生活环境，可以减少母亲情绪的变化，有利于胎儿在母体内健康发育。

　　孕妇的居室应整齐清洁、安静舒适，有充足的阳光。光线柔和、亮度适中、通风良好的居室最好。居室的布置应协调，房间色彩应与家具色彩相互配合，因为居室色彩具有强烈的心理暗示作用。

　　居室中的白色可以给人以清洁朴素、坦率、纯真的感觉，而蓝色可以给人以宁静、冷清、深邃的感觉。这两种颜色可以使神经尽快地松弛，使体力和精力得到很好的恢复。房间中各种色彩的合理搭配，可以使紧张劳累了一天的孕妇在回到家后，尽快地消除疲劳。选择孕妇喜爱的颜色、图案来装饰居室，

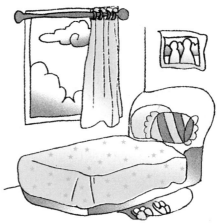

可使孕妇心情舒畅，精神愉悦，有利于腹中小生命的发育。

　　居住环境应远离嘈杂的噪声，要求居室的大环境能安宁、宁静，给人以美的享受，使人产生遐想。孕早期，旋律轻快、优美的音乐可以调节孕妇的情绪，间接作用于胎儿，使胎儿安静；而在孕中、晚期，音乐还可直接刺激胎儿的脑细胞，促进大脑的发育。居室中适宜的温度和湿度，有利于孕妇的休息。温度、湿度太高或太低均易使人感到不舒适，不利于孕妇休息。

揭秘女性怀孕的整个过程

　　怀孕也叫妊娠，是胎儿在母体内发育成长的过程。男女性交后，男方一次射精能排出数亿个精子进入女方阴道，若此时女方正处于排卵期，精子就

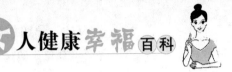

会和卵子相遇并融为一体，形成一个有生命的细胞。新的细胞称为受精卵，是一个新生命的开始。经过输卵管的蠕动，大约需要4天时间将受精卵运送到子宫腔内。受精卵先在子宫腔内游走，大约在排卵后的第8天种植在子宫内膜，称为着床。受精卵着床以后，不停地进行细胞分裂，即形成胚胎。

3周左右，胚胎头尾分出体节，逐渐形成骨骼和肌肉，开始出现人的形状。

4周后，胚胎手脚开始出现，并能分辨出头和躯干，脑部迅速生长，脑垂体及听神经开始发育，初步建立胚胎血液循环。

8周后，心、肝和消化、泌尿、生殖器官形成并发育，心脏有跳动，脸部形成，从此结束胚胎期进入胎儿期。此时胎儿的各器官迅速生长发育，大约经过280天，就会发育成一个成熟的胎儿。

缓解妊娠呕吐的小妙招

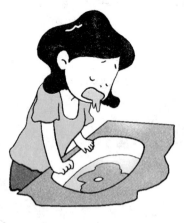

在种种早孕反应中，最折磨人的莫过于呕吐了。不过，近年来欧美科学家对此现象进行大量研究，提出了新的见解：孕妇呕吐实际上是胎儿为了避免有毒物质的侵害而进行的一种自卫反应。解释是：我们平常吃的各类食物均含有一些对人体有微弱危害的毒素，这些毒素对正常人并不构成威胁，但孕妇就不同了，腹中弱小的生命不能容忍母体对这些毒素无动于衷，因为这些毒素一旦进入胚胎，就会影响胎儿的正常发育。于是，胎儿便通过分泌比正常值高出 5 倍的雌二醇等激素，使母亲孕期的嗅觉变得特别灵敏，脑子里的呕吐中枢也变得格外敏感，　闻到"不利"的气味就发生呕吐反射，借此最大限度地将毒素排出体外。由此看来，早孕期间呕吐，虽然给母亲带来了"痛苦"，对于胎儿却是一件幸事。对此，除了采取应对厌食的那些措施外，还有以下对策：

找出呕吐的规律，相应调整进餐时间。比如，孕吐大多在晨间起床或早餐后，午后大多"风平浪静"，晚间感觉更好一些。因此，你不妨在起床前吃一点烤馒头、咸饼干，下午及晚间食物安排可丰盛一些，以便吸取更多的营养，姑且谓之"早间损失晚间补"，以达到营养平衡之目的。少吃多餐。呕吐时不强吃，不吐时抓住时机吃，想吃时可多吃一点。总之，要根据"随心顺口"的原则来进食，不必墨守成规。

准妈妈能戴隐形眼镜吗

孕期角膜组织会轻度水肿，角膜中心厚度增加，戴隐形眼镜会加重角膜缺氧，易发生角膜损伤，使敏感度下降。孕期泪液分泌减少，而泪液中的黏液成分增加。戴隐形眼镜后眼前常有异物感，易发生眼干涩等。孕期眼部的小动脉会发生挛缩，血流量减少，此时发生结膜炎的可能性会比平时更多。孕期眼角膜弧度也会发生一些变化。约有 5% 的女性不能戴原来的隐形眼镜，应更换弧度大小适合的镜片。有些孕妇出现眼压下降、视野缩小现象，因此，戴隐形眼镜后会增加不适感。

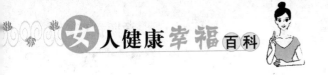

孕期用药的 7 个 "潜规则"

　　孕妇用药后，药物会通过胎盘进入胎儿体内，有些药在胎儿体内的浓度还相当高，其中的一些药物会影响胎儿器官的发育而导致胎儿畸形，尤其是怀孕 2～8 周时药物影响最大，因此，孕妇用药应采取谨慎的态度。但有些孕妇及其家属却片面地认为，凡是药物都会伤害胎儿，所以生病后对医生给开的药一概不用，而是靠自身的免疫力、抵抗力硬撑着。事实上，孕妇患病就意味着她的抵抗力已经降低，免疫功能不足以抵御疾病因子的作用，如不及时治疗，会加速疾病本身对孕妇身体的危害，继而影响胎儿。因此孕妇对药物既应该慎重，又不能绝对回避。

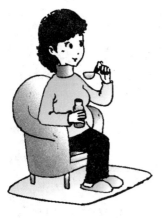

　　具体的用药原则如下：

　　（1）应用任何药物（包括中草药）都必须得到医生的同意并在医生指导下应用。

　　（2）能少用的药物则少用，可用可不用的则不用。

　　（3）必须用药时，应尽可能选择对胎儿无损害或影响最小的药物，如果因病情和治疗需要而必须长期应用某种药物而该药又会导致胎儿畸形时，应果断终止妊娠。

　　（4）切忌滥用药物或听信所谓"秘方"、"偏方"，以防止发生意外。

　　（5）避免应用不了解的新药。

　　（6）根据治疗效果，注意随时减药和停药。

（7）在遵循上述各用药原则的基础上，还应把药物应用的剂量、种类减到最少，时间减到最短。

准妈妈健康着装指南

◎ 衣服

孕妇的衣服应以宽大舒适为原则，式样简单，易穿也易脱，防暑保暖，清洁卫生。衣服的用料，要求有良好的透气性，颜色应以使人精神振奋的、明快的色彩为好。内衣内裤必须选用棉织品。

◎ 胸罩

妊娠后，乳房开始增大，乳头也逐渐增大，孕妇常感到乳头发胀，应使用乳罩来保护乳房。理想的乳罩，"兜"必须深一点，既能托住乳房又不把乳房压扁，也不使两个乳房向中间靠拢。乳罩应该用纯棉或真丝制作，不要选化纤制品。

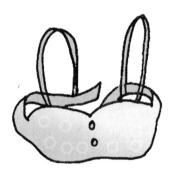

◎ 腹带

一般不主张用腹带，只有下列情况才考虑使用腹带：

（1）经生育多胎，腹壁非常松弛，成为悬垂腹的孕妇。

（2）双胎、胎儿过大，站立时腹壁下垂较剧的孕妇。

（3）连接骨盆的各条韧带发生松弛性疼痛时，腹带对背部起到支撑作用。

（4）胎位为臀位，经医生做外倒转术转为头位后，为防止其又回到原来的臀位，可包上腹带加以限制。为了不影响胎儿发育，腹带不可包得过

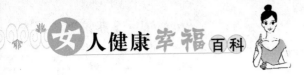
紧，晚上睡眠时应解开。

◉ **鞋子**

孕妇所穿的鞋子应该轻便、舒适，易于行走。最好穿平跟鞋，有牢固宽大的鞋底支撑身体，鞋底最好有防滑纹，以免跌倒；由于孕妇弯腰系扎鞋带不方便，尤其是妊娠后期足部常有水肿，故应穿有松紧带的稍宽大的轻便鞋。

水果并非吃得越多越好

很多孕妇认为，多吃水果可增加营养，既不会发胖，又能使生出的小孩皮肤细腻白嫩。其实水果中90%是水分，此外还含有果糖、葡萄糖、蔗糖和维生素。这些糖类很易消化吸收，一个中等大苹果能产生100～200千卡的热量，相当于一碗米饭所产生的热量。果糖和葡萄糖经代谢还可转化为中性脂肪，不但会促使体重迅速增加，而且易引起高脂血症。所以，一般主张孕妇每天水果的食用量不应超过800克，而且在饭后吃才不至于影响食欲。有贫血的孕妇不要多吃石榴、杏子等。

坚持喝牛奶，胎儿更健康

牛奶营养丰富，尤以钙的含量高，且特别易被人体吸收，故而是孕期的保健佳品，孕妇喝牛奶，胎儿受益多。

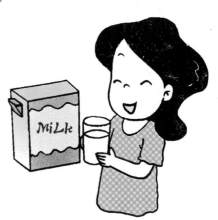

据测定，在一瓶 227 克装消毒牛奶中，所含蛋白质相当于 55 克鸡蛋；脂肪相当于 385 克带鱼；热量相当于 120 克猪肝；钙相当于 500 克菠菜；磷相当于 300 克鸡肉；维生素 A 相当于 125 克活虾；维生素 B_2 相当于 225 克羊肉。

最新的研究发现，牛奶中含有对机体生理功能具有调节作用的肽类，可以发挥类似鸦片的麻醉镇痛作用，使全身产生舒适感，又不会成瘾。临睡前喝一杯牛奶，既可以补充营养，又能使孕妇情绪稳定，促进睡眠，有利于胎儿的发育成长。

牛奶中含有丰富的钙质和有利于钙吸收的维生素 D，能有效地补充母体钙质，增强骨骼和牙齿，减少胎儿缺钙风险；牛奶中的钾更可使动脉血管壁在血压高时保持稳定，降低孕妇妊娠高血压时的危险性；牛奶具有阻止人体吸收食物中有毒的金属铅和镉的功能，能降低胎儿吸收这类有毒物质的风险，酸奶和脱脂奶更可增强免疫功能，防止孕期感染；牛奶中的镁能使心脏和神经系统耐疲劳；碘和卵磷脂能大大提高大脑的工作效率；酪氨酸能促进血清素大量生长，促使孕期的母亲保持良好的体力、脑力和情绪；牛奶中的锌能促进胎儿大脑发育；铁、铜和维生素 A 有美容作用，可使孕妇的皮肤保持光洁；维生素 B_2 可提高视力；喝牛奶还可防止动脉硬化等等。

由此可见，孕妇常喝牛奶，胎儿确实受益多多。因此，若条件允许，孕期最好能保证每日喝 2～3 杯牛奶，以满足母子的健康需求。